Gesichtlesen als Weg zur Gesundheit

Svenja Schupp

Gesichtlesen

als Weg zur Gesundheit

Krankheiten selbst
erkennen und vorbeugen
mit der Antlitzdiagnose

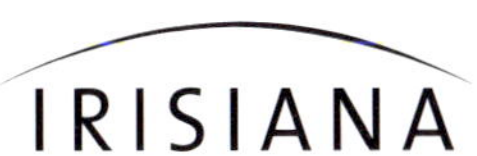

IRISIANA

1. Auflage

Hinweis: Die Ratschläge/Informationen in diesem Buch sind von Autorin und Verlag sorgfältig erwogen und geprüft, dennoch kann eine Garantie nicht übernommen werden. Eine Haftung der Autorin bzw. des Verlags und seiner Beauftragten für Personen-, Sach- und Vermögensschäden ist ausgeschlossen.

Projektleitung: Inga Heckmann und Nikola Teusianu
Lektorat: Eva Dotterweich
Korrektorat: Susanne Schneider
Layout: Jennifer Bruckner
Umschlaggestaltung: Serifa – Büro für Kommunikationsdesign, München,
unter Verwendung eines Motivs von Gettyimages: U1 (Westend61)
Herstellung: Timo Wenda
Satz: Uhl + Massopust, Aalen
Druck und Verarbeitung: Alcione, Lavis
Printed in Italy
Bildredaktion: Sabine Kestler
Bildnachweis:
Gettyimages: U1 (Westend61); Kambeckfilm GmbH, Karlsruhe: 25, 26, 34, 35, 36, 42, 55, 66, 76, 82, 89, 97, 104, 110, 117, 126, 134, 141-144; Shutterstock: 150 (Pavel L Photo and Video), 152 (sanjagrujic), 153 (Mix and Match Studio), 154 (Nittaya Khuangthip); Veronika Moga/Irisiana Verlag: 48, 70, 92, 106, 120, 121

ISBN 978-3-424-15423-3

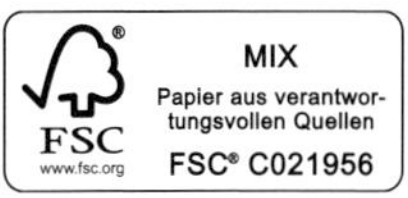

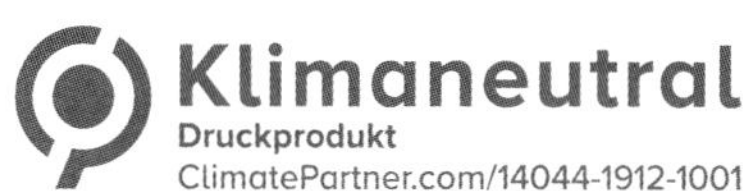

Penguin Random House Verlagsgruppe FSC® N001967

Inhalt

Dieses Buch widme ich meinem Mann Andreas Schupp, der mich zum Shiatsu und zum Gesichtlesen geführt hat. Er hat mir nicht nur während meiner Ausbildungen immer den Rücken freigehalten, sondern mich auch durch seine jahrelange Praxiserfahrung bei all meinen Projekten mit Rat und Tat unterstützt.

Und ich schaue in den Spiegel und frage mein Spiegelbild: »Was kann ich heute für dich tun?«

Liebe Leser*innen und Lernende,

mir liegt die Augendiagnostik sowie die erhellende Iris- und Skleradiagnose seit vielen Jahren sehr am Herzen und dabei haben Svenja und ich uns auch kennen- und schätzen gelernt. Nicht invasive Verfahren wie die Augendiagnose oder auch Gesichtlesetechniken besitzen schnelle und insbesondere nebenwirkungsfreie Aussagekraft für die Klient*innen. Meine Ausbildungen waren für Svenja eine Erweiterung ihrer bereits umfangreichen Kenntnisse der körperlichen, verstandesmäßigen und seelischen Ebene.

Ich freue mich nun für euch: Svenja Schupp hat es in ihrem zweiten Buch geschafft, mit viel Wissen, Input und Tipps für die schnelle Umsetzung ihre Welt der Antlitz-, Iris- und Zungendiagnostik zum Erkennen des momentanen Gesundheitszustands darzustellen.

Die Kunst von Svenjas eigenständiger Interpretation wird durch ihren genauen Blick auf Mimik, Gestik und Körpersprache wunderbar ergänzt. Dazu kommt die uralte chinesische Antlitzdiagnostik Siang Mien, die sie studiert hat – und so noch mal eine geballte Ladung Information und Weisheit in dieses Buch. Svenja kombiniert perfekt ihr umfangreiches Wissen über Meridiane und körperliche Abläufe mit Mimik und Erkennungsmerkmalen der 43 Gesichtsmuskeln. Sie hat aus all den alten Lehren ein stimmiges Gesamtpaket für die heutige Zeit zusammengestellt. Ihr Pflanzenheilwissen und ihr reicher Erfahrungsschatz im Bereich der Psychosomatik sowie die Organ- und Säftelehre, die viele Vorschläge in Bezug auf günstige Lebensmittel bereithält, runden diesen wertvollen Ratgeber ab.

Ich sehe dieses Buch als eine Art Apotheke, das jede und jeder zu Hause haben sollte, und bin überzeugt, dass es auch für Therapeut*innen ein handliches und nützliches Nachschlagewerk ist.

Prof. Rita Fasel, Autorin, Psychologin und Iridiologin

www.ritafasel.ch

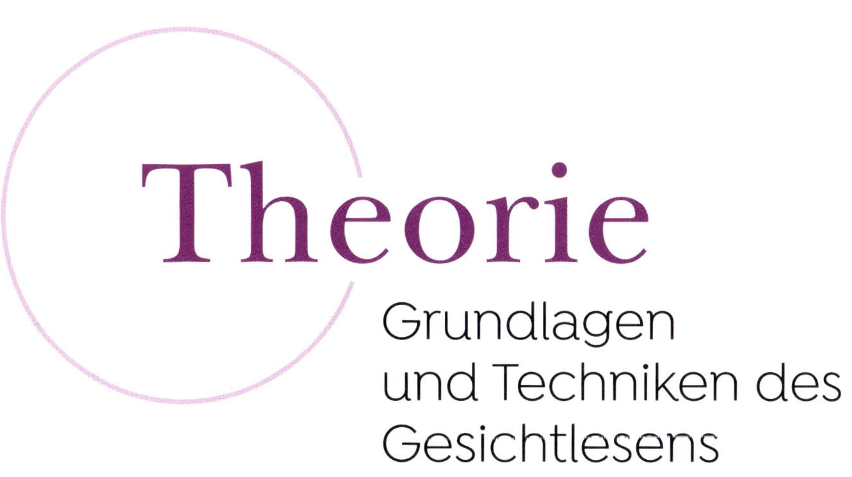
Theorie
Grundlagen
und Techniken des
Gesichtlesens

EINLEITUNG

In diesem Buch möchte ich dir vermitteln, wie du, zunächst in deinem eigenen Gesicht, körperliche Schwächen und Krankheiten erkennen kannst. Es handelt vom Energiefluss in deinem Körper und zeigt dir, wie du deine Gesundheit und Vitalität positiv beeinflussen kannst. Alles, was im Inneren des Körpers passiert, zeigt sich in seinem Äußeren. Jedes Gesicht ist einzigartig und Spiegel des körperlichen und seelischen Zustands eines Menschen.

Jeder trägt Verantwortung für sich, die du mit dem Lesen dieses Ratgebers bereits übernimmst: Er hält Hilfe zur Selbsthilfe für Kranke und Gesunde bereit. Wer seine eigenen Bedürfnisse kennt und Strategien zur Gesunderhaltung in den Alltag einbaut, der beugt vor, bleibt gesund oder ebnet sogar den Weg zur Heilung.

Also sei es dir wert! Nimm dir Zeit und setze dich mit deinen Gesundheitsthemen auseinander.

Ich wünsche dir viel Spaß dabei, dich selbst zu erkennen und neue Wege zu finden, die dich zu mehr Vitalität und Lebensfreude führen.

Gesundheit

»Die Gesundheit ist wie Salz: Man bemerkt nur, wenn sie fehlt.«

aus Italien

Meist wird uns erst dann richtig bewusst, wie wertvoll die Gesundheit ist, wenn wir uns krank fühlen. Geht es uns gut, halten wir diesen Zustand für selbstverständlich und leben wie gewohnt unseren Alltag. Bevor wir körperlich etwas wahrnehmen, würde jedoch ein genauer Blick in den Spiegel verraten, ob sich in puncto Gesundheit etwas bei uns anbahnt. Am besten funktioniert dieser Blick in unser Gesicht morgens, wenn wir noch etwas »verquollen und verknittert« aus der Wäsche schauen. Denn es liegt viel Wahres in den Aussagen des Volksmundes über den Gesundheitszustand, der sich im Gesicht offenbart. Die folgenden Sätze haben wir sicher alle in der einen oder anderen Form schon gehört: von »Du bist aber blass! Geht es dir nicht gut?« oder »Du bist ja kreidebleich …« über »Meine Güte, hast du dunkle Schatten unter den Augen! Hast du nicht gut geschlafen?« bis hin zu »Oje, dein Gesicht ist ja ganz fleckig, hast du geweint?«.

Doch das ist nicht nur »Volksmund« – auch die moderne Medizin macht sich den Blick ins Gesicht zunutze. Nehmen wir mal an, einem Arzt steht aus irgendwelchen Gründen kein modernes, apparatives Diagnostikverfahren wie Ultraschall, Röntgengerät oder MRT und auch keine chemische Analyse von Blut- und Gewebeproben oder Labordiagnostik zur Verfügung. Was wird er in diesem Fall tun, um Informationen über den Gesundheitszustand des Patienten zu erlangen? Er wird genau das tun, was alle Ärzte taten, lange bevor sie sich auf eine hoch entwickelte Technik verlassen konnten – er würde einfach genau hinsehen und auf körperliche Merkmale achten.

Selbstdiagnose leicht gemacht

Vielleicht kennst du das noch: Früher streckte man beim Arzt zu Beginn der Konsultation schlicht die Zunge heraus. Anhand des Zungenbildes, also des eventuell vorhandenen Belags und seiner Farbe, konnte der Arzt beispielsweise erste Aussagen über die Verdauung treffen, einen eventuellen Pilzbefall erkennen oder aufgrund der Verteilung des Belags Rückschlüsse auf den Zustand einzelner Organe ziehen. Erfahrene Ärzte erahnten so oftmals frühzeitig, um welche Erkrankung es sich handeln könnte. Einen guten und schnellen Zugang erreichen Mediziner aber nicht nur über die Zunge, sondern auch über den genauen Blick in das Gesicht des Patienten.

In diesem Buch möchte ich dir dies, die sogenannte Antlitzdiagnose, ein wenig näherbringen. Denn sie funktioniert genauso auch als Selbstdiagnose, die jeder Mensch ohnehin schon intuitiv nutzt, ohne sie so zu nennen. Alles, was du hierfür benötigst, ist ein »Selbsterkennungsgerät«, wie mein Münchner Lehrmeister es scherzhaft nennt, allgemein auch als »Spiegel« bekannt. Doch nicht nur das: Dieses Buch liefert dir auch Tipps, wie du deine Gesundheit und Vitalität aufrechterhältst und wie Krankheitsanzeichen im Gesicht immer weniger werden oder gar verschwinden können.

Krankheit

*»Es kommt darauf an, den Körper mit der Seele
und die Seele durch den Körper zu heilen.«*

Oscar Wilde (1854–1900)

Krankheit hat im wahrsten Sinne des Wortes viele Gesichter und es gibt viele Möglichkeiten, wie sie entstehen kann. Wenn wir beispielsweise nicht in Einklang mit unseren innersten Bedürfnissen leben, reagiert unser Körper mit Beschwerden. Sind wir krank, ist aus ganzheitlicher Sicht etwas in uns aus dem Gleichgewicht geraten. Worum es sich dabei handelt, lernen wir zu begreifen, wenn wir die Bedeutung einzelner Organe oder Körperabschnitte verstehen. Die persönlichen Umstände des oder der Betroffenen spielen darüber hinaus eine wichtige Rolle, denn ein Krankheitssymptom kann nur in einem bestimmten Milieu existieren. Ändert man zum Beispiel die Umstände, seien es innere oder äußere, tritt eine Veränderung ein. Manchmal verschwindet sogar das Problem. Das Gesichtlesen ist ein perfektes Handwerkszeug, um diese Zusammenhänge zu erkennen: Es ermöglicht uns nicht nur, Dispositionen für Krankheiten zu erkennen, sondern auch, deren Entstehung nachzuvollziehen – und gegenzusteuern.

GESICHTLESETECHNIKEN

Gesichtlesen ist die hohe Kunst – und teilweise bereits anerkannte wissenschaftliche Methode –, verschiedene Merkmale im Gesicht in Bezug auf Gesundheit, Persönlichkeit und das mögliche Schicksal eines Menschen zu interpretieren. Jedes individuelle Kennzeichen im Gesicht und auch jede Veränderung eines Kennzeichens haben eine Bedeutung. Zusammengenommen verleihen diese Merkmale unserem Antlitz sein individuelles Aussehen.

Unterschiedliche Techniken für ein Gesamtbild

Unterschiedliche Techniken und Traditionen des Gesichtlesens werden heute wieder weltweit praktiziert: Die Antlitzdiagnostik sowie die Iris- und Zungendiagnose befassen sich primär mit dem Erkennen des momentanen Gesundheitszustands im Gesicht, aber in das Gesichtlesen fließen auch Mimik, Gestik und Körpersprache mit ein. Darüber hinaus dürfen die Physiognomik und das chinesische Siang Mien nicht außer Acht gelassen werden – dazu später mehr.

Eines sei vorausgeschickt: Alle Gesichtlesetechniken können getrennt voneinander betrachtet und erlernt werden. Wer sich aber auf nur ein Themengebiet spezialisiert, wird weder Zusammenhänge noch ein Gesamtbild erhalten und verstehen. Es empfiehlt sich daher, die verschiedenen Gesichtlesetechniken zu einem größeren Bild zusammenzufügen. Das Gesichtlesen hilft uns natürlich auch – beim Blick in die Gesichter unserer Mitmenschen –, nicht nur mehr über uns selbst, sondern auch über andere zu erfahren. Im Folgenden stelle ich dir zunächst die einzelnen Techniken vor.

Antlitzdiagnostik

Die Antlitzdiagnostik, auch Sonnerschau oder Pathophysiognomik genannt, ist die Lehre, Krankheitszeichen im menschlichen Gesicht (Antlitz) zu erkennen. Bei dieser Technik wird das Auge des Diagnostizierenden darin geschult, erste Gesundheitsstörungen, Mängel und Krankheiten im Gesicht seines Gegenübers zu lesen. Jedes Gesicht offenbart die ganz individuellen Defizite des Körpers und zeigt dadurch seine Krankheitsgeschichte. Krankheitszeichen treten im Gesicht häufig schon auf, bevor sich körperliche Symptome oder Schmerzen bemerkbar machen. Die Antlitzdiagnostik unterscheidet zwischen Verfärbungen, Glanz- und Schattenbildungen, Schwellungen und Falten. Falten beispielsweise prägen über die Jahre unser Gesicht ganz individuell. Sie verleihen dem Träger ein unverwechselbares Profil, verraten etwas über seine Geisteshaltung, sein bisheriges Leben – und decken akute Defizite auf. Das beschert uns einen großen Vorteil, da im Gesicht auch der Weg zur Besserung der Lebensführung beschrieben wird. Wir müssen ihn nur ablesen.

Die Antlitzdiagnostik beruht auf jahrtausendealtem medizinischem Grundwissen, auf das wir uns heute wieder verstärkt besinnen. Es ist überliefert, dass die bedeutendsten Ärzte der Antike und des späten Mittelalters wie Hippokrates von Kos (ca. 460–370 v. Chr.) und Paracelsus (1493–1541) Krankheiten aus den Gesichtern ihrer Patienten gelesen haben. Auch im Mittelalter wurde dieses Wissen genutzt. So beschrieb auch die heilkundige Nonne und Äbtissin Hildegard von Bingen (1098–1179) dies in einer Vielzahl ihrer Werke und prägte nicht zuletzt den Satz »Die Augen sind das Fenster zur Seele«.

Irisdiagnostik

Die Irisdiagnostik ist eine alternativmedizinische Diagnosemethode: Krankheitszeichen lassen sich im Auge über die Iris und das Augenweiß (Sklera) ablesen. Die Augen sind ein Frühwarnsystem und geben uns Auskunft über Infektionen, chronische Krankheits- sowie Schwächungszeichen aller inneren Organe. Der menschliche Körper besteht aus einer Vielzahl an Organen, unter anderem der Lunge, dem Herz, dem Magen, der Leber, dem Darm, den Nieren, der Blase, der Schilddrüse und dem Gehirn. Bei der Irisdiagnose geht es um die Symptomdeutungen anhand der Informationen, die sich in der Regenbogenhaut des Auges abbilden. Stark vertreten ist die Methode in der Traditionellen Chinesischen Medizin (kurz TCM) im Rahmen der Meridian- und in der Chakrenlehre.

Zungendiagnostik

Die Zungendiagnostik ist in der traditionellen chinesischen Medizin neben der ausführlichen Anamnese sowie der Pulsdiagnose ein wichtiger Baustein zum Bestimmen von Funktionsstörungen und Erkrankungen. Hierbei wird unter anderem auf die Zungengröße geachtet, um den Gesamtzustand der Körperstruktur nachzuvollziehen. Häufig zeigt sich Übergewicht auch an der Beschaffenheit der Zunge oder die Zungenfarbe gibt Auskunft über den Durchblutungszustand im Körperinneren. Ist das Blut im Körper beispielsweise nicht ausreichend mit Sauerstoff angereichert, bekommt die Zunge einen Blaustich. Durch Farbe und Struktur des Zungenbelags lassen sich Rückschlüsse auf komplexe Prozesse im Körper ziehen wie die Verdauung. Die topologischen Besonderheiten der Zunge – hiermit ist die spezifische Anordnung einzelner Bereiche auf der Zunge gemeint – gibt Auskunft über Veränderungen des Zustands einzelner Organkreise.

Mimik

Unser Gesicht ist durch unsere Mimik unglaublich wandelbar. Etwa 43 Gesichtsmuskeln sorgen für permanente Bewegung und Wechsel des Ausdrucks. Bei diesen sogenannten Mikroexpressionen (oder auch Mikromimik) handelt es sich um flüchtige Gesichtsausdrücke, die nur Sekundenbruchteile andauern. Sie stehen meistens in Verbindung mit unseren sieben Grundemotionen: Traurigkeit, Freude, Überraschung, Ekel, Ärger, Angst und Verachtung. Diese bilden sich weltweit bei allen Menschen auf gleiche Weise in der Mimik ab. Das Wissen um Mikroausdrücke ermöglicht es uns, eine Täuschung oder gar Lüge zu identifizieren. Wir erkennen aber auch den heimlich besorgten Menschen hinter einer fröhlichen Fassade und können diesen mit passenden Worten beruhigen.

Mimik spiegelt also akute emotionale Vorgänge in einem Menschen und offenbart nach außen, was er fühlt. Unser Gesichtsausdruck verändert sich zum Beispiel sehr schnell, wenn wir versuchen, Emotionen zu verbergen. Manchmal bekommen wir es selbst nicht einmal mit, vielleicht, weil wir Gefühle unbewusst verdrängen. Diese minimalen Veränderungen im Gesicht sind für das ungeschulte Auge allerdings kaum wahrnehmbar. Manche Menschen reagieren jedoch extrem feinfühlig auf ihr Gegenüber und nehmen eine Veränderung im Gesichtsausdruck auch unbewusst wahr. Diese intuitiven Menschen lesen das Gesicht nicht konkret oder bewerten Mikroausdrücke, sie erspüren vielmehr regelrecht deren emotionale Komponente und gehen dann empathisch auf ihr Gegenüber ein.

Mimik in der Medizin

Auch in der Medizin wird auf die Mimik geachtet. Besonders in der Notfallmedizin, konkret in der Notaufnahme, spielt sie eine wichtige Rolle und gibt dem Arzt recht treffsicher erste Hinweise. Die Mimik von Schwerkranken verändert sich geringfügig, es findet also weniger Bewegung im Gesicht statt als bei gesunden Menschen, wenn sie mit etwas Emotionalem konfrontiert werden. Eine einseitige Mimik findet sich zudem häufig bei Schlaganfällen. Bei Schockzuständen fehlt oftmals jegliche mimische Reaktion, in diesem Fall überprüfen Notärzte zusätzlich den Pupillenreflex.

Bei manchen Krankheiten kann die Mimik komplett ausfallen, wie beim Parkinsonsyndrom, einer neurologischen Erkrankung. Hier kommt es beim Fortschreiten der Krankheit zum sogenannten Maskengesicht: Das Gesicht wirkt unbeweglich, hinzu kommt ein typischer Glanz, als sei gerade Gesichtscreme aufgetragen worden. Von dieser Krankheit Betroffene einzuschätzen oder zu verstehen, fällt wegen der mangelnden Mimik besonders schwer.

Körpersprache

Gesichtsleser achten nicht nur aufs Gesicht, wenn sie anderen begegnen. Sie berücksichtigen immer auch die gesamte Körpersprache, die in der nonverbalen Kommunikation ebenso eine wichtige Rolle einnimmt. Signale, die ein Mensch meist unbewusst mit seinem Körper aussendet, erkennen und verstehen zu können, ist von großem Nutzen für die eigene Sozialkompetenz. Schließlich drücken wir über Gesten und Körperhaltungen aus, was wir nicht in Worte kleiden wollen oder können, und manche Bewegung verrät mehr als gesprochene Sprache. Die Körpersprache gibt uns zusätzlich Auskunft über Fehlhaltungen, Blockaden, Schmerzen und Lähmungen und kann auf verschiedene organische Beschwerden hindeuten.

Physiognomik

Bis in die Antike reichen die traditionellen Wurzeln der Physiognomik zurück. Der Begriff entstammt dem Griechischen und setzt sich aus den Wörtern *phýsis* (Körper) und *gnoma* (Kennzeichen) zusammen. Bei der Physiognomie geht es also darum, aus der körperlichen Erscheinung eines Menschen auf bestimmte Eigenschaften zu schließen. Herausragender Vertreter dieser Teildisziplin war der in Heinde bei Hildesheim geborene Carl Huter (1861–1912).

Während die Gesichtszüge über die Persönlichkeit Auskunft geben, verraten Mimik und Gestik etwas über die Gefühlswelt des Menschen. Aus diesem Blickwinkel betrachtet ist die Physiognomik eine geeignete Technik, um die allgemeine Persönlichkeitsstruktur eines Menschen zu erkennen – die Vorlieben, das Temperament und die Charaktereigenschaften.

Siang Mien

Siang Mien nennt sich die mehrere Tausend Jahre alte Tradition der chinesischen Gesichtlesekunst. Die Lehre des Siang Mien gab ein Siang-Mien-Meister mündlich an seinen Schüler weiter. Lediglich die kaiserliche Palastbibliothek bewahrte einige wenige Schriften, die jedoch durch Kriege, Brände oder Diebstahl verloren gingen. Erst in neuerer Zeit wird dieses uralte Wissen in Vorträgen und Schriften festgehalten.

Im Siang Mien ist man der Überzeugung, dass Worte vieles sagen, aber das Gesicht alles verrät. Das Gesichtlesen wird in China nicht nur als Kunst oder Technik, sondern gar als Wissenschaft betrieben. Chinesische Gesichtleser beobachten aufmerksam das Antlitz ihres Gegenübers und versuchen, mehr Informationen zu erhalten als jene, die ihnen ihr Gesprächspartner wissentlich übermittelt. Siang Mien umfasst das Erkennen von Krankheitsmerkmalen im Gesicht, welches in der traditionellen chinesischen Medizin genutzt wird. Auch lässt sich durch Siang Mien die Persönlichkeit eines Menschen bestimmen, ebenso wie seine Talente und Lebensaufgaben sowie sein spezifischer Archetyp. Doch das ist noch nicht alles – Siang-Mien-Meister gehen sogar noch einen Schritt weiter. Sie sagen das weitere Schicksal eines Menschen voraus und verraten, ob ihm eine gute oder schwierige Zukunft winkt.

DIE PRAXIS DER ANTLITZDIAGNOSE

»Nichts ist drinnen, nichts ist draußen, denn was innen, das ist außen.«

Johann Wolfgang von Goethe

Wenn wir uns nicht wohlfühlen, sollten wir mit unserem Körper kommunizieren, ihm also die Frage stellen, warum er sich gerade nicht wohlfühlt. Informationen darüber stehen uns in Überfülle zur Verfügung: Über das Nervensystem ist unser ganzes Körper- und Organsystem inklusive all seiner Zellen vernetzt und gleicht permanent Informationen ab. Die zwölf Hirnnerven steuern dabei alle Reaktionen und Aktionen unseres Körpers und überprüfen permanent seinen Zustand. Alle Botschaften, die den Zustand sämtlicher Organe und Körperteile betreffen, sowie unser mentaler und emotionaler Zustand werden an unser Gesicht weitergegeben. Via Mittelhirn gelangen Informationen direkt auf unsere Gesichtshaut. Und da nirgendwo in unserem Körper so viele Sinnesorgane so dicht nebeneinander wie im Gesicht angeordnet sind, ist es mit einem Diaprojektor vergleichbar, der alles, was innen ist, nach außen spiegelt: Unsere Gesichtshaut dient als Leinwand. Demzufolge zeigt unser Erscheinungsbild auf eine sehr deutliche und eindringliche Art und Weise auf, mit welchen Lebensthemen wir uns befassen sollten. Auch die traditionelle chinesische Medizin (TCM) sieht in unserem Gesicht eine Landkarte unseres Gesundheitszustands: Die Meridiane, die Leitbahnen, in denen laut der TCM die Lebensenergie (Qi) verläuft, verbinden die Organe miteinander. Sie beeinflussen unseren Körper sowie auch direkt unser Wohlbefinden, was wir uns mit Meridiandehnungen zunutze machen können.

Im Gesicht bilden sich die Organe und der Organzustand durch Verfärbungen und Veränderungen der Gesichtshaut ab. Schädigungen und Schwächungen der Organe lassen sich bereits frühzeitig, mitunter Jahre im Voraus, auf dem Gesicht erkennen, also noch lange bevor sie wirklich akut werden und sich im Körper manifestieren. Darüber hinaus lässt sich die Disposition, also die Veranlagung, ob ein Organ stark oder eher schwach ist, erkennen. Falten im Gesicht verraten uns, welche Organe im Moment geschwächt sind oder unter welchem Lebensstil unser Herz leidet.

Traditionelle chinesische Medizin

Vor über 2000 Jahren hat sich die traditionelle chinesische Medizin (TCM) in China entwickelt. Ihr ursprüngliches Verbreitungsgebiet umfasst den ostasiatischen Raum, insbesondere Vietnam, Korea und Japan. In diesen Ländern bildeten sich jeweils spezielle Varianten dieser Lehre heraus.

In der TCM ist man davon überzeugt, dass sich im Gesicht alles zeigt, was sich in Körper und Geist abspielt. Jeder Bereich im Gesicht ist einem bestimmten Element (siehe Tabelle Seite 28 und Abbildung auf Seite 34) und somit einem bestimmten Organsystem zugeordnet. Herrscht ein Ungleichgewicht, zeigen sich organische Beschwerden auf der Gesichtshaut und in der Ausstrahlung. Das sogenannte Shen bezeichnet in der TCM die geistige Aktivität. Sie steht dafür, wie wir Dinge wahrnehmen, mit welchen Emotionen wir auf Erlebtes reagieren und wie gut wir uns in der Folge weiterentwickeln können. Wer sein Wissen mit seinen Sinneseindrücken verknüpft und offen ist, kann Neues erlernen. All das zusammen bildet die Grundlage für unsere Einstellung zum Leben – und für Heilung. Shen zeigt sich außerdem in unserer Lebenserfahrung und fasst somit unser Erinnerungsvermögen und die Fähigkeit zur rationalen Herangehensweise zusammen. Besitzen wir ein gesundes Shen, wirken wir auf andere Menschen positiv. Wir strahlen eine lebensbejahende Grundhaltung aus. Dies zeigt sich besonders im Leuchten unserer Augen, im klaren Redefluss und in einer lebhaften Mimik und Gestik.

Ist unser Shen krank, fehlt es uns an Lebensfreude. Wir fühlen uns müde und antriebslos. Wie unser Lachen, erlischt auch das Strahlen in unseren Augen. Wir sprechen monoton und geraten schnell ins Stocken, Mimik und Gestik sind ausdruckslos. Gerät das Shen aus dem Gleichgewicht, kann sich das durch Ruhelosigkeit, Hyperaktivität und Schlafstörungen bemerkbar machen. Auch extreme Verhaltensweisen, wie lautes Lachen, ohne Freude zu empfinden, oder permanentes Quasseln, ohne etwas zu sagen zu haben, sind Anzeichen für ein unausgeglichenes Shen.

Die Organuhr

Die chinesische Medizin berücksichtigt verschiedene menschliche Zyklen in ihren Behandlungsmethoden. Chinesische Ärzte erkannten bereits sehr früh, dass sich Krankheiten und ihre Symptome zu bestimmten Uhrzeiten häuften. In der TCM wird deshalb jedem Organ seine eigene Arbeits- und Ruhezeit zugeordnet. Alle zwei Stunden wird ein Meridian (Energieleitbahn in unserem Körper) und damit ein bestimmtes Organ mit besonders viel Energie versorgt. In der sogenannten Organuhr sind diese Zeiten dargestellt (siehe Abbildung unten). Die Lehre der Organuhr hilft uns, im Einklang mit unserem natürlichen Rhythmus zu leben – und Krankheiten vorzubeugen. Berücksichtigen wir den natürlichen Organrhythmus bei einer Therapie und in unserem Alltag, können wir bessere Behandlungsergebnisse erzielen: Wir unterstützen unsere Organe bei ihrer täglichen Arbeit, indem wir den natürlichen Fluss unserer Lebensenergie (Qi) nutzen. Dies hat großen Einfluss auf unser eigenes Wohlbefinden.

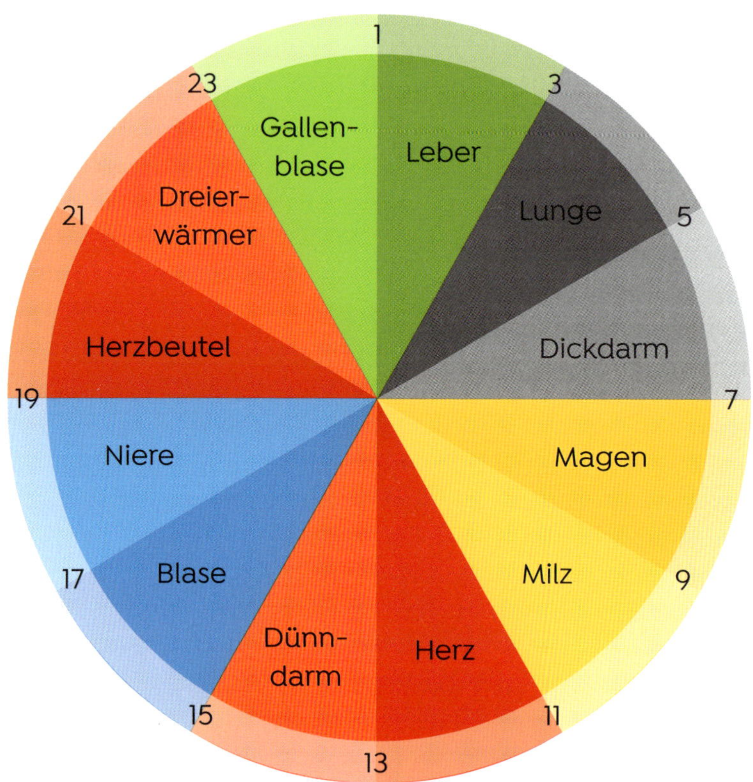

3 bis 5 Uhr (Lunge):
Reinigungsprozess der Lunge
- Tiefes Atmen
- Bei geöffnetem Fenster schlafen
- Raum vor dem Schlafengehen ordentlich durchlüften
- Wer gerne früh aufsteht (3–7 Uhr), Spaziergang an der frischen Luft

5 bis 7 Uhr (Dickdarm):
Aufwachzeit, loslassen und reinigen
- Ein Glas lauwarmes Wasser unterstützt die Entgiftungsarbeit des Darms
- Zeit für Toilettengang (Darmentleerung)

7 bis 9 Uhr (Magen):
Aufnahmezeit
- Beste Zeit für eine warme Morgenmahlzeit (ohne Ablenkung!)
- TCM-Rezept: Hirsebrei mit Zimt und gedämpftem Obst (Rezept im Anhang)

9 bis 11 Uhr (Milz):
Denken und Immunabwehr
- Zeit der höchsten Denkleistung
- Zeit für Prüfungen
- Zeit der Widerstandskraft und für die Wundheilung
- Starke Immunabwehr

11 bis 13 Uhr (Herz):
Lebensfreude, »Herzenszeit«
- Zeit für Freunde
- Kommunizieren und lachen
- Neue Energie für den Tag sammeln
- Mittagessen in angenehmer Gesellschaft

13 bis 15 Uhr (Dünndarm):
Auf den Bauch hören und aussortieren
- Mittagspause/Siesta
- Tageseindrücke verarbeiten und reflektieren

15 bis 17 Uhr (Blase):

Energie und Wärme

- Neue Leistungsfähigkeit
- Sportliche Aktivität
- Viel stilles Wasser oder Kräutertee (ungesüßt) trinken
- Altlasten aus dem Körper spülen

17 bis 19 Uhr (Niere):

Zur Ruhe kommen

- Tempo drosseln
- Kräutertees trinken, um die Niere beim Entgiften zu unterstützen
- Zeit für ein leichtes Abendbrot

19 bis 21 Uhr (Kreislauf):

Bewusst genießen

- Umstellung auf den Ruhemodus
- Zeit zum Genießen und Zusammensein mit der Familie und Freunden

21 bis 23 Uhr (Dreierwärmer):

Fluss der Lebensenergie

- Zeit, um Gedanken und Gefühle frei fließen zu lassen
- Zeit zum Meditieren und Kraftsammeln
- Zeit zum Entspannen
- Zeit für die Liebe

23 bis 1 Uhr (Gallenblase):

Stoffwechsel und Kreislauf fahren herunter, Fettverdauung

- Zeit zum Schlafen
- Körper entspannen

1 bis 3 Uhr (Leber):

Entgiftung

- Körper braucht jetzt Ruhe
- Entgiftungsphase der Leber **nicht** durch Genussmittel unterbrechen!

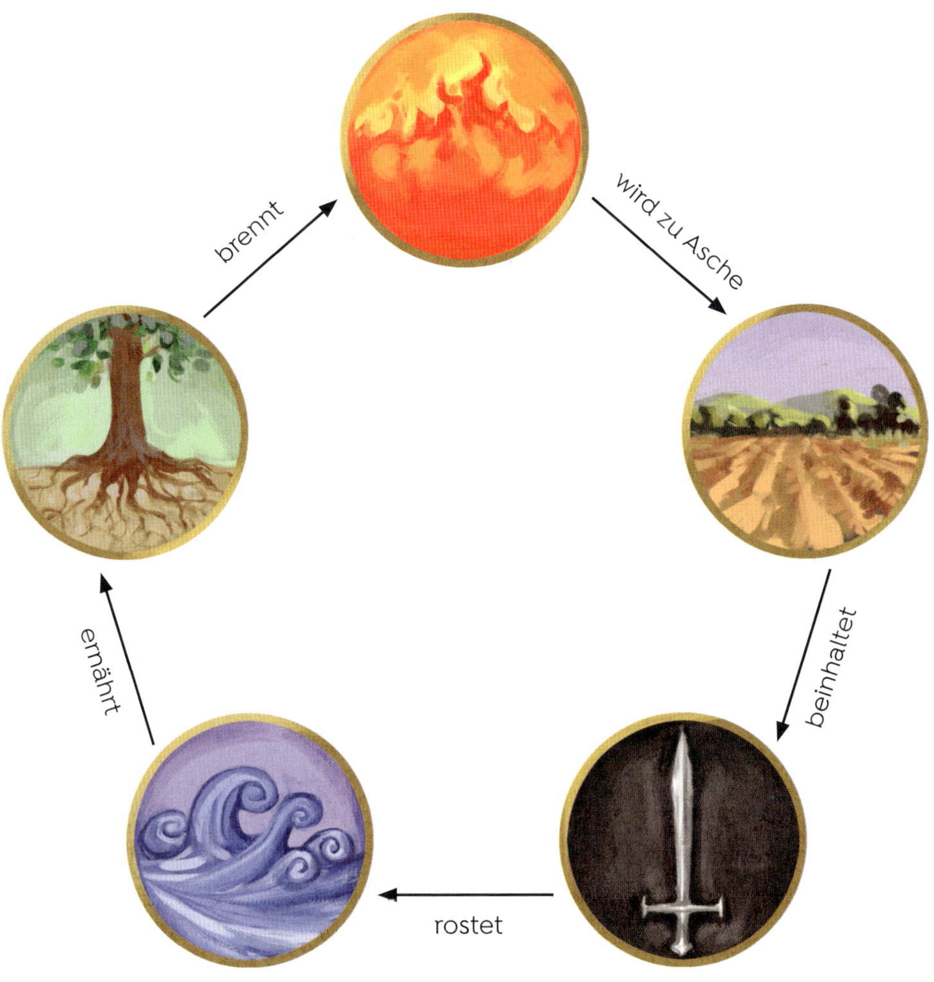

Die Fünf-Elemente-Lehre der TCM (siehe Abbildung oben) lässt sich am besten am Wechsel der Jahreszeiten erklären: Das Wasser wird dem Winter zugeordnet und steht für einen ruhigen Beginn, ein wesentlicher Bestandteil jeder Dynamik. Holz entspricht dem (Vor-)Frühling und markiert eine vorbereitende, expandierende Phase. Gefolgt vom Feuer, das den Sommer symbolisiert und den Höhepunkt der eigentlichen Aktion bildet. Die Erde wird dem Spätsommer zugeordnet und steht für den wandelnden Prozess von der Blüte zur Fruchtbildung. Das Metall steht für den Herbst, in dem die Früchte reif werden. An ihn schließt sich wieder die Ruhephase des Wassers an.

Das Meridiansystem

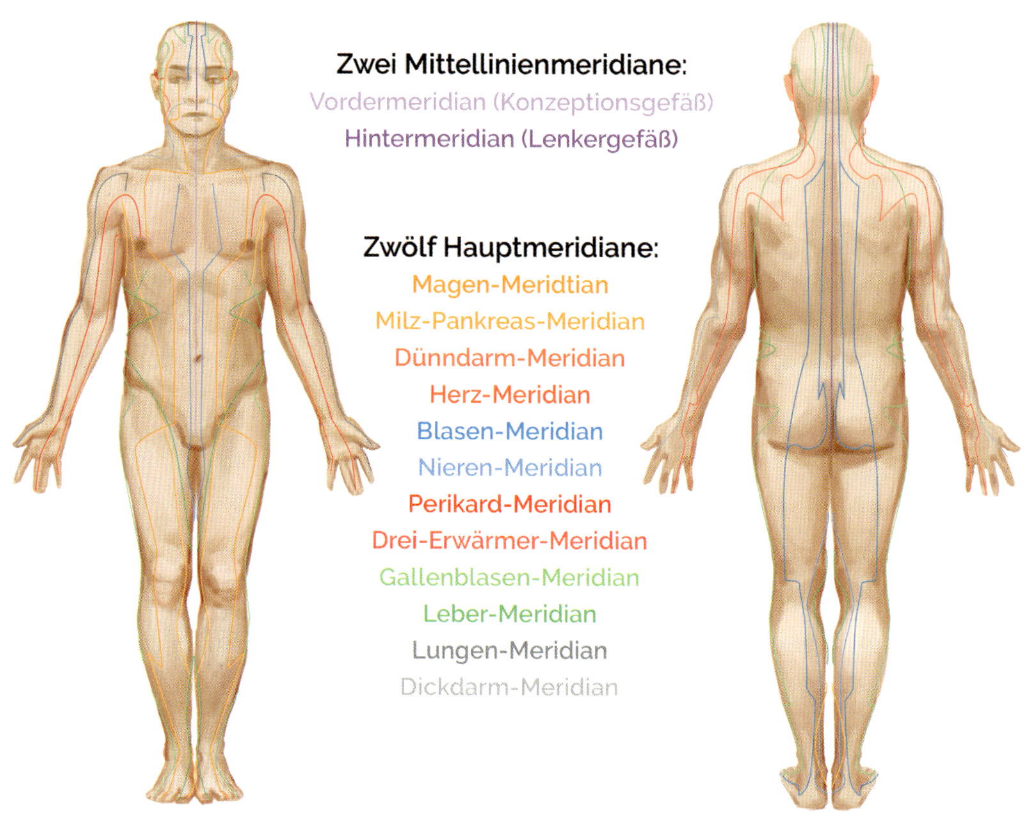

In der Traditionellen Chinesischen Medizin bezeichnet man Energiebahnen, in denen die Lebensenergie (Qi) fließt, als Meridiane. Es gibt zwölf Hauptmeridiane, von denen jedes Meridianpaar einem Organsystem zugeordnet ist. Auf den Meridianen liegen die Akupunkturpunkte. Nach den Vorstellungen der TCM ist Gesundheit mit einem frei strömenden Fluss des Qi in den Meridianen verbunden. Körperliche und seelische Blockaden äußern sich als Ungleichgewicht in diesem Energiefluss. Befindet sich an einer Stelle im Körper zu viel Energie, bedingt dies eine Blockade. Gleichzeitig fehlt sie an einer anderen Stelle, wodurch ein Mangel entsteht.

Das erklärt, weshalb beispielsweise Magenbeschwerden mit Knieschmerzen einhergehen können: Der Magenmeridian läuft am Knie vorbei.

Meridian-Dehnungsübungen

»Es ist nicht genug zu wissen, man muss auch anwenden.
Es ist nicht genug zu wollen, man muss es auch tun.«
Johann Wolfgang von Goethe

Die japanische Massagetechnik Shiatsu basiert auf der TCM. Im Shiatsu existieren sechs Dehnungsübungen für Meridiane, die darauf abzielen, Gesundheit und Wohlbefinden zu fördern. Sie stammen aus dem Zen-Shiatsu und sollen den Fluss der Energie (Ki, das Äquivalent zum Qi aus der TCM) in den Meridianen anregen und stärken. Um Krankheiten vorzubeugen, sollte man die unten beschriebenen Meridian-Dehnübungen jeden Tag praktizieren.

Die chinesische Medizin beschäftigt sich weniger mit den Symptomen einer Erkrankung, sondern sucht nach deren Ursache. Ist der Energiefluss gestört, entsteht an einer Stelle im Körper ein Problem, welches sich im Laufe der Zeit symptomatisch materialisiert: Sowohl der Mangel als auch ein Überfluss (Stau) von Energie kann krank machen. Durch Meridiandehnung bringst du die Energie im Körper zum Fließen. Dadurch lösen sich Blockaden und du erhältst deine Beweglichkeit und Flexibilität zurück.

Anleitung zu den Meridian-Dehnungsübungen

Für die Meridian-Dehnübungen solltest du jeden Tag 15 Minuten einplanen. Jede Übung wird drei bis zehn Atemzüge gehalten. Atme tief und regelmäßig. Beginne jede Übung damit, tief einzuatmen, und lass während der Dehnphase die verbrauchte Luft gleichmäßig durch den Mund ausströmen. Wenn du ausatmest, löst du dich von Stagnationen, beim Einatmen nimmst du frische Energie auf. Beende jede Übung mit der Ausatmung, halte dann für einen Moment inne und spüre nach, wie sich dein Körper im Vergleich zur Ausgangssituation anfühlt.

Gehe bei den Meridian-Dehnübungen bitte nur so weit, wie es dir guttut: Die Öffnung des Körpers ist wichtiger als eine maximale Dehnung.

Nach dem Prinzip der Organuhr werden die Meridiane der Reihe nach gedehnt (die Dehnung für Herzbeutel und Dreierwärmer habe ich nicht aufgeführt, da ihnen keine Gesichtszone zugeordnet wird).

Übung 1: Lunge-Dickdarm-Meridian

Übung 2: Magen-Milz/Pankreas-Meridian

Übung 3: Herz-Dünndarm-Meridian

Übung 4: Blase-Nieren-Meridian

Übung 5: Leber-Gallenblase-Meridian

Die Meridianübungen findest du auch noch einmal in einer Gesamtübersicht auf der hinteren Umschlagseite.

Die Tabelle zeigt im Überblick, wie Meridiane/Organpaar, Element und die Organzeit zusammenhängen und wie sie Geschmack, Emotion und Jahreszeit zugeordnet sind:

Meridiane/Organpaar	Element	Organuhr	Geschmack	Emotion	Jahreszeit
Lunge/Dickdarm	Metall	3–7	scharf	Traurigkeit	Herbst
Magen/Milz-Pankreas	Erde	7–11	süß	Sorge, Kummer	Spät-sommer
Herz/Dünndarm	Feuer I	11–15	bitter	Freude	Sommer
Blase/Niere	Wasser	15–19	salzig	Angst	Winter
Leber/Gallenblase	Holz	23–3	sauer	Kreativität, Entschlossenheit, Wut	Frühling

Heilkräuter, Hausmittel und Homöopathie

Heil- und Nutzpflanzen können als Rohstoff für Phytopharmaka in unterschiedlichen Formen, aber auch für Teezubereitungen, Badezusätze und Kosmetika verwendet werden. Viele Heilpflanzen verfügen sogar über ausgeprägte antibiotische Fähigkeiten.

Das Wissen um die Anwendung und Bestimmung von Heilpflanzen ist uralt und in unserer Kultur vor allem in der Klostermedizin zu Hause. Der Begriff »Hausmittel« beschreibt einfache Rezepturen und Maßnahmen zur Selbstmedikation. Schon unsere Großmütter schworen bei alltäglichen Leiden wie Kopfschmerzen, Magenkrämpfen oder Erkältung auf die Heilkraft der Natur. Häufig sind Hausmittel einfach Lebensmittel, die wir ohnehin in unseren Kühl- oder Vorratsschränken aufbewahren.

Die hier beschriebenen Zubereitungen und Anwendungsmöglichkeiten nutze ich in meiner Tätigkeit als Heilpraktikerin und habe sie für dieses Buch gesammelt. Sie entstammen einem reichen Schatz aus überliefertem Wissen, für den ich sehr dankbar bin.

Hausmittel

Kräutertee: Tee wirkt nicht nur beruhigend, je nach Sorte entfaltet er bei verschiedenen Symptomen auch eine heilende Wirkung.

Zur Zubereitung Wasser aufkochen, die gewünschte Menge an Heilkräutern hinzugeben und mindestens zehn Minuten ziehen lassen, damit sich die Wirkstoffe der Kräuter entfalten. Anschließend gegebenenfalls abgießen, den Tee warm genießen und mehrere Tassen pro Tag trinken.

Wickel: Als Wickel wird ein Umschlag, oftmals aus Leinen für das Innentuch sowie weiteren Tüchern oder Molton, bezeichnet. Man wickelt ihn in einer oder mehreren Schichten um den Körper.

Der Wickel kann mit einer temperierten Flüssigkeit befeuchtet beziehungsweise getränkt oder mit einer Substanz bestrichen sein und wird auf die betroffene Stelle aufgelegt. Eine kleine Auflage heißt Kompresse.

Die am häufigsten angewendeten Wickel sind:

- Halswickel
- Schulterwickel
- Brustwickel
- Pulswickel
- Fußwickel
- Kniewickel
- Wadenwickel

Feuchtwarme Wickel: Heißer Wasserdampf befeuchtet die Atemwege und lindert Beschwerden bei Atemwegsinfekten. Hierfür wird das Innentuch mit kochendem Wasser übergossen und ausgewrungen, am besten in ein Handtuch gewickelt, damit du dich nicht verbrühst. Das Innentuch anschließend möglichst warm und faltenfrei direkt auf die Haut legen und mit dem Umschlagstoff (einem trockenen Hand- oder Moltontuch) bedecken. Prüfe dazu die Temperatur zuerst an der Innenseite deines Unterarms oder an der Wange. Den Wickel etwa 30 bis 60 Minuten beziehungsweise so lange, wie er als angenehm empfunden wird, wirken lassen.

Inhalieren: Als Vorbereitung zum Inhalieren bringst du reichlich Wasser zum Kochen. Füll es in eine große, eher flache Schüssel mit glattem Rand und löse darin pro Liter einen Esslöffel Salz (am besten Meersalz) auf. Beuge dich dann über die Schüssel und lege dir ein Badetuch so über Kopf, dass es dich und die Schüssel wie ein Zelt umschließt. Atme den Wasserdampf ruhig und gleichmäßig über Mund und Nase ein und aus.

Teeaufgüsse aus Heilkräutern oder einfach heißes Wasser mit ein paar Tropfen ätherischem Öl eignen sich ebenfalls zum Inhalieren. Letzteres ist mit Vorsicht zu genießen, da manche Aromen stark reizend wirken.

Wenn du oft inhalieren möchtest oder musst, lohnt sich eventuell die Anschaffung eines elektrischen Inhalationsgeräts.

Öle: Ätherische Öle wirken aufgrund ihrer Inhaltsstoffe schleimlösend, antibakteriell und bronchialerweiternd. Du kannst sie beispielsweise einnehmen, inhalieren oder dich damit einreiben – ganz entsprechend der jeweiligen Beschwerden. Mehr zur Form der Anwendungen im jeweiligen Kapitel.

Schüßler-Salze

Mineralsalze sind für unseren Körper lebenswichtig, denn sie halten unsere Zellen gesund. Die enthaltenen Stoffe werden nicht nur zum Zellaufbau und zur Informationsvermittlung zwischen den Zellen gebraucht, sie übernehmen auch unterschiedliche Aufgaben in Gewebe und Organen. Der Biochemiker Dr. Heinrich Schüßler (1821–1898) führte viele Erkrankungen auf eine Störung des Mineralhaushaltes zurück. Er war überzeugt davon, dass die systematische Zufuhr von Mineralsalzen viele Erkrankungen lindert. Schüßler-Salze sind homöopathisch aufbereitete Mineralsalze. Sie können im Gegensatz zu grobstofflichen Salzen direkt in die Zellen eindringen und verwertet werden.

Homöopathie

Die klassische Homöopathie geht auf den deutschen Arzt und Wissenschaftler Samuel Hahnemann (1755–1843) zurück. Nach seinem Behandlungsprinzip, das er im Jahre 1796 vorstellte, kann Ähnliches mit Ähnlichem geheilt werden. Krankheiten werden durch solche Arzneimittel gelindert oder geheilt, die bei gesunden Menschen vergleichbare Symptome hervorrufen. Homöopathische Medikamente enthalten demnach Grundstoffe, die in stark abgeschwächter Form Beschwerden auslösen, die wiederum den Symptomen der zu behandelnden Krankheit ähneln. Die Verabreichung erfolgt über eine sehr stark verdünnte Lösung, meist auf Zuckerkügelchen (Globuli) aufgebracht, deren Dosierung dem jeweiligen Zustand des Erkrankten angepasst ist. Tatsächlich spricht man hier von »Potenzen«, was so viel bedeutet wie »Verdünnung«. In der klassischen Homöopathie ist diese Verdünnung oft so hoch, dass nach chemischen Gesetzen kein einziges Wirkstoffmolekül mehr in der Lösung oder im Globuli vorhanden sein kann – nach dem homöopathischen Konzept geht die »Information« des heilsamen Grundstoffes dennoch in das Lösungsmittel über.

Um das passende homöopathische Arzneimittel für einen Patienten zu finden, führen klassische Homöopathen, Ärzte oder Heilpraktiker ein ausführliches Anamnesegespräch, in dem sie möglichst viele Einzelheiten über die Persönlichkeit des Patienten, das Krankheitsbild und seine Symptome erfahren. Anhand dieser Informationen wählen sie individuell ein oder mehrere homöopathische Medikamente aus. Eine andere Möglichkeit, bei der weniger die Individualität des Patienten im Vordergrund steht, ist die Auswahl des Medikaments allein nach dem betroffenen Organ oder der Art der Erkrankung. Dafür stehen bereits gemischte Komplexmittel zur Verfügung, die eine bewährte Kombination aus verschiedenen Grundstoffen enthalten.

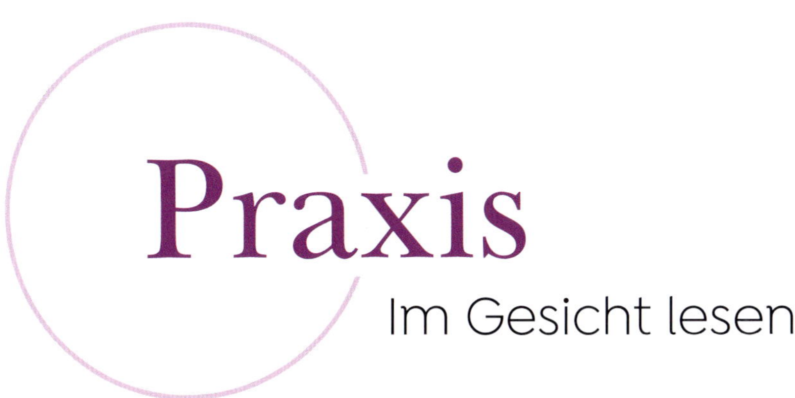

Praxis

Im Gesicht lesen

DREI DIAGNOSETECHNIKEN

In diesem Buch verwende ich drei Diagnosetechniken in Kombination, deren Erkenntnisse sich in hervorragender Weise zu einem Gesamtbild ergänzen. Als wertvolle Ergänzung stelle ich dir deswegen hier die TCM-Methode und die Pathophysiognomik vor. Die Antlitzdiagnose (Abbildung Seite 36 und vordere Umschlagseite) bleibt aber unsere wichtigste Quelle, die meisten Beschreibungen in diesem Ratgeber beziehen sich darauf.

Traditionelle chinesische Medizin

Wie bereits auf den Seiten 21 bis 28 im Kapitel zur Traditionellen Chinesischen Medizin beschrieben, werden nach dieser Lehre verschiedene Bereiche in unserem Gesicht den fünf Elementen und Organsystemen zugeordnet. Gerät ein System ins Ungleichgewicht, hat das Einfluss auf Haut und Ausstrahlung im jeweiligen Gesichtsabschnitt.

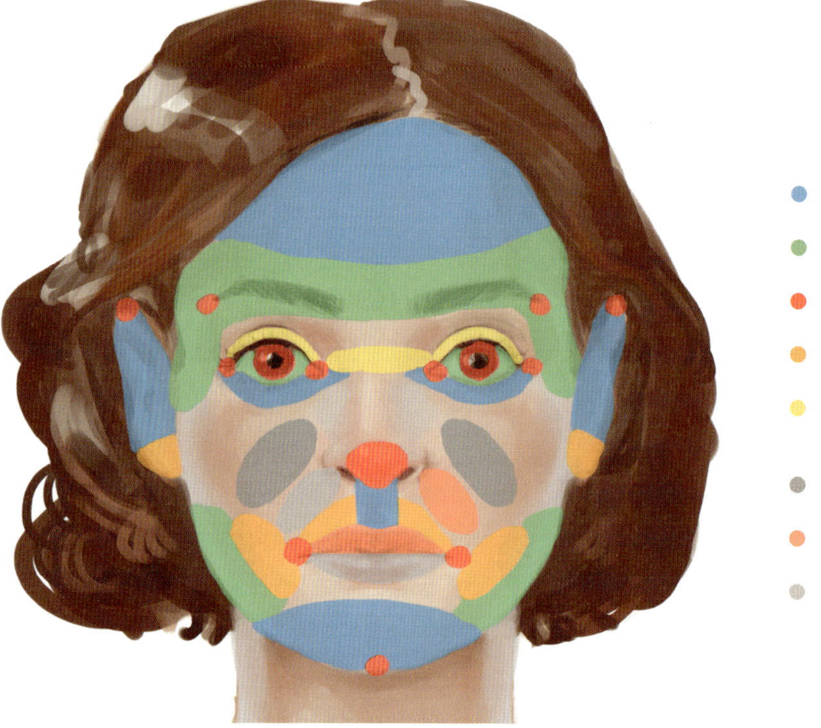

- Blau: Niere/Blase, Element: Wasser
- Grün: Leber/Gallenblase, Element: Holz
- Rot: Herz, Element: Feuer
- Orange: Magen, Element: Erde
- Gelb: Milz/Bauchspeicheldrüse, Element: Erde
- Dunkelgrau: Lunge, Element: Metall
- Hellrot: Dünndarm, Element: Feuer
- Hellgrau: Dickdarm, Element: Metall

Pathophysiognomik

Die Pathophysiognomik dient dem Erkennen von Krankheitszeichen im Gesicht, die auf Belastungen und Funktionsschwächen der inneren Organe beruhen.

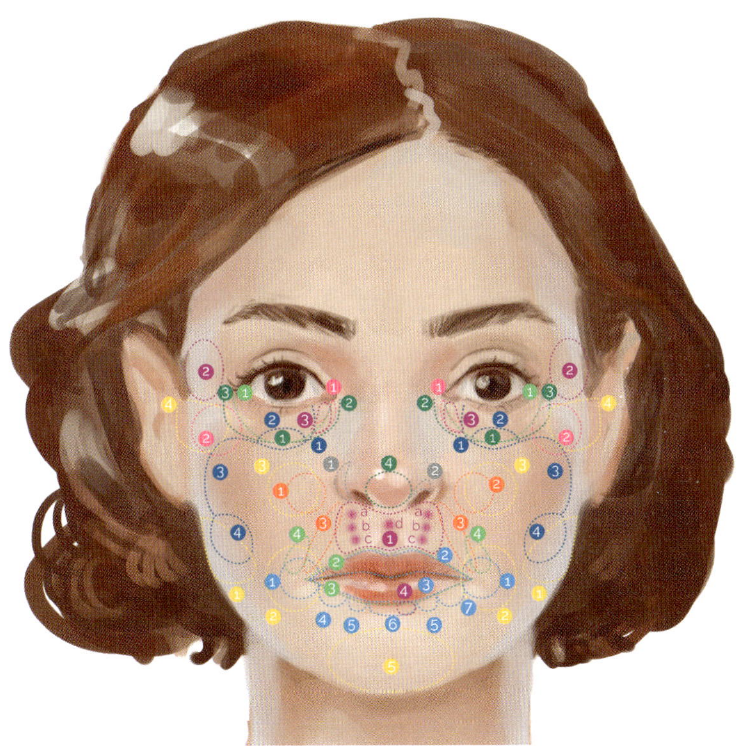

Verdauungssystem
1 Magen
2 Dünndarm
3 Dickdarm
4 Leber
5 Galle
6 Pankreas
7 Milz

Hormonsystem
1 Bereich zwischen Lippe/Nase
a Schilddrüse
b Nebenschilddrüse
c Hypothalamus
d Thymusdrüse
2 Nebenniere
3 Gonaden
4 Inselzellen der Bauchspeicheldrüse

Atemwege
1 obere Atemwege + Bronchialsystem
2 Lunge

Herz
1 Perikard (Herzbeutel)
2 Endokard (Herzinnenhaut)
3 Herz

Mikrozirkulation
1 Mikrozirkulation Becken
2 Mikrozirkulation Dünndarm
3 Mikrozirkulation Dickdarm
4 Koronargefäß

Vegetativum
1 vegetatives Nervensystem
2 Parasympathikus
3 Sympathikus
4 Sonnengeflecht

Stoffwechsel
1 Kohlenhydratstoffwechsel
2 Fettstoffwechsel
3 Eiweißstoffwechsel
4 Knochenstoffwechsel
5 Knochenmark

Harnwege
1 Harnröhre
2 Harnblase
3 Harnleiter
4 Niere

Genitalsystem
1 Adnexorgane
2 Uterus / Prostata

Antlitzdiagnostik

Die Antlitzdiagnostik ist die Lehre vom Erkennen von Krankheitszeichen im Gesicht und beruht auf Wilhelm Heinrich Schüßler. Sie ist nicht ganz so spezifisch wie die Pathophysiognomik und daher leichter zu erlernen. Bei dieser Technik achtet man besonders auf Verfärbungen, Schwellungen, Glanz- und Schattenbildungen sowie die allgemeine Beschaffenheit der Haut und deren Faltenbildungen.

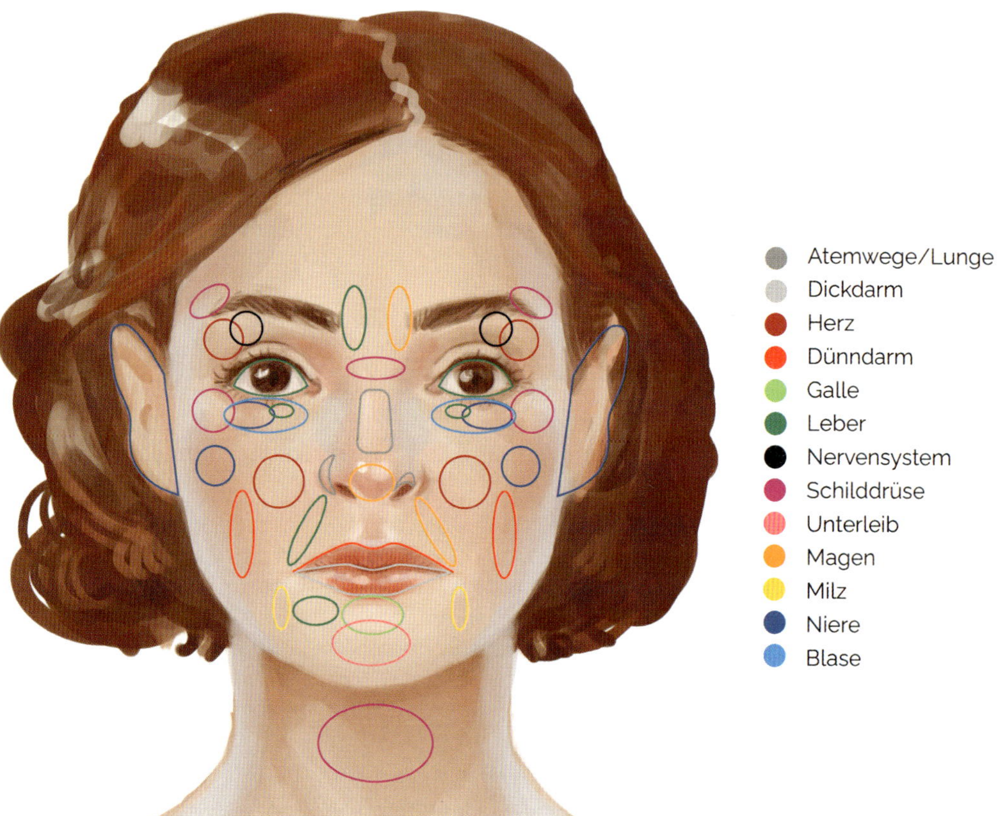

Dieses Buch konzentriert sich auf das System der Antlitzdiagnostik und die Fünf-Elemente-Lehre im Gesicht. Die Pathophysiognomik sowie andere im Buch erwähnte Techniken ergänzen diese Methode optimal. Die Abbildung der Antlitzdiagnosezonen findest du in größerer Auflösung noch einmal auf der Umschlaginnenseite.

Worauf achte ich beim Gesundheitslesen?

Für das Gesichtlesen betrachtest du morgens bei gutem Licht dein Gesicht im Spiegel, noch bevor du dich schminkst. Kämme deine Haare aus dem Gesicht, damit du es gut sehen kannst. Im Optimalfall liest du dich selbst jedes Mal unter den gleichen Bedingungen. Achte außerdem auf das Lesen der »richtigen« Gesichtshälfte: Beim Lesen deines eigenen Gesichtes auf Fotos, aber auch bei deinem Gegenüber siehst du das Gesicht jeweils spiegelverkehrt. Du muss also für die Analyse die Seiten tauschen. Im Spiegel siehst du wiederum die Seiten »richtig« herum. Behalte dabei zudem im Hinterkopf: Betrachten wir unser Gesicht, so entspricht dies stets einer Momentaufnahme, in die buchstäblich alles einfließt: Unsere aktuelle Lebenssituation, unsere Stimmung, die Tageszeit sowie ein gerade stattgefundenes Erlebnis.

Die unten genannten Veränderungen im Gesicht geben Aufschluss über deinen Gesundheitszustand:

- Färbungen (Color)
- Gewebefüllung (Turgor)
- Spannung (Tonus)
- Oberflächenstruktur (Struktur)
- Schwellung: Fülle, Stau, Ödem (zum Beispiel Wassereinlagerung)
- Einziehung: Leere, Mangel, Trockenheit
- Strahlung (Leuchtkraft)

Wofür steht welche Farbe?

Zeichen im Gesicht verändern sich sehr schnell, vor allem, wenn es um Verfärbungen der Haut geht. Denken wir doch nur mal an das Erröten aus Schamgefühl oder an die roten Wangen tobender Kinder.

Farbe	Organsystem, Ursache
Weiß	Unterversorgung
Gelb	Leber, Bakterien
Orange	Leber, Viren
Hellbraun	Eine langfristig verminderte Ernährung des Gewebes, z. B. durch Verschlackung; beginnender Verfall des Gewebes, einhergehend mit Funktionsstörungen des Organs
Braun	Eine langfristig verminderte Ernährung des Gewebes, z. B. durch Verschlackung; fortgeschrittener Verfall des Gewebes
Grau	Eine langfristig verminderte Ernährung des Gewebes, z. B. durch Verschlackung; stark fortgeschrittener Verfall des Gewebes
Rot	Entzündung
Bläulich	Sauerstoffunterversorgung
Violett	Giftstoffe (Toxikosen)
Grün	Steindiathese (Gallensteine, Nierensteine) oder Belastung durch Chemikalien
Blassblau	Spannungsungleichgewicht im vegetativen Nervensystem

Hinweise zum nächsten Kapitel

Ich habe mich für eine Beschreibung der Organe in der Reihenfolge der Elemente-Lehre anhand des Meridiansystems entschieden (siehe Tabelle Seite 28). Aufgrund des entsprechenden Elements haben folgende Organpaare häufig ähnliche Eigenschaften:

- **Lunge – Dickdarm**
- **Magen – Milz – Bauchspeicheldrüse**
- **Herz – Dünndarm**
- **Blase – Nieren**
- **Leber – Gallenblase**

Als kleines Extra werden im Abschluss an die Darstellung der Organe gesondert Schilddrüsen- und Stoffwechselerkrankungen beschrieben. Die Erfahrung zeigt, dass diese Themen im Praxisalltag häufig vorkommen.

Organenergie »gewinnend« und »verlierend« gelebt

Den Organen sind verschiedene Eigenschaften zugeordnet. Je nach Persönlichkeit geben wir diesen Eigenschaften im Alltag mehr oder weniger Raum. Am wohlsten fühlen wir uns, wenn sie sich in Balance befinden. In den folgenden Kapiteln wird davon gesprochen, dass nach der Fünf-Elemente-Lehre die einem Organ zugeordnete Energie »gewinnend« oder »verlierend« gelebt werden kann.

Gewinnend bedeutet in diesem Zusammenhang, für sich selbst und andere positiv wirkend zu leben. In diesem Fall hat man einen leichteren Weg vor sich. Lebt man etwas **verlierend,** ist der Weg schwerer oder steiniger, er kostet mehr Energie, sowohl für sich selbst als auch für das Umfeld.

Wir können also gewinnend oder verlierend leben, was wiederum auf unsere Lebensenergie Einfluss nimmt. Wie jemand lebt, lässt sich an Mimik und Ausstrahlung im Gesicht ablesen. Achte besonders auf Augen und Mund: Menschen, die gewinnend leben, haben meist strahlende Augen und einen fröhlichen Mund. Lebt jemand verlierend, fehlt es den Augen an Leuchtkraft, der Mund kann verkniffen wirken, die Mundwinkel zeigen eher nach unten.

ZEICHEN IM GESICHT: ORGANZUORDNUNG UND -STÄRKUNG

Eine Geschichte zur Lunge: Die Flugreise

Ich befand mich auf dem Rückflug von Amerika nach Deutschland, als eine Durchsage erklang: »Ein Arzt oder medizinisches Personal bitte beim Bordpersonal melden.« Es klang ziemlich dringlich. Als ich meine Hilfe anbot, war ich innerlich darauf vorbereitet, ein Kind entbinden zu dürfen (meine Zeit als Hebammenschülerin wäre mir in diesem Fall sehr zugutegekommen).

Also meldete ich mich beim Flugpersonal und stellte mich als Logopädin und Heilpraktikerin vor. Erleichtert brachte man mich zu einer jungen Frau, die aufgrund eines akuten Asthmaanfalls unter massiver Atemnot litt. Ihr Erste-Hilfe-Spray lag weit entfernt in ihrem Koffer unten im Flugzeugbauch. Statt bei einer Geburt zu helfen, kamen nun meine Logopädie- und Shiatsu-Ausbildung zum Einsatz.

Asthma bronchiale ist eine chronische Erkrankung der Atemwege, bei der sich die Bronchien anfallsweise verengen und symptomatisch Husten und Atemnot auftreten. Bei einem akuten Anfall ziehen sich die Bronchien sehr schnell zusammen und verengen die Atemwege, sodass die Atmung erschwert wird. Zusätzlich produzieren die geschwollenen Schleimhäute zähen Schleim.

Die junge Frau war blass, Wangen und Lippen waren leicht bläulich, ihre Nasenflügel gerädert. Sie zeigte kalten Schweiß auf der Haut und die Angst stand ihr ins Gesicht geschrieben. Bei jedem Ausatmen wurde ein Pfeifgeräusch, das bei Asthma typische Giemen, hörbar, das auf verengte Bronchien hindeutet. Ich ließ mich neben der blassen Patientin nieder und sprach in beruhigendem Ton mit ihr. Dabei erklärte ich ihr, dass ich sie nun gezielt durch Atemübungen führen und dabei einige Akupressurpunkte halten würde.

Der Koffer mit Notfallmedikamenten, den das Bordpersonal mir anbot, enthielt kein mir bekanntes Präparat, weshalb ich mich auf meine Behandlungsmethode konzentrierte. Ich leitete die Patientin zu einer Lippenbremse an. Bei dieser Atemtechnik strömt die Ausatmung gegen die locker aufeinanderliegenden Lippen. Durch den erhöhten Widerstand entsteht ein Luftrückstau, der den Luftdruck in den Bronchien erhöht, einen Kollaps der Atemwege verhindert und für vermehrten Schleimabtransport sorgt. Während die junge Frau konzentriert atmete, hielt ich ihr an Schulter und Hand die Lungen-Meridianpunkte Lu 1 und Lu 11 gedrückt und atmete fleißig mit.

Bis endlich ein Arzt aus der ersten Klasse hinzugekommen war, hatte sich der Zustand der Patientin deutlich verbessert. Der Mediziner gab ihr eine Spritze und ich überließ die junge Frau seiner Obhut.

Die Patientin blieb den restlichen Flug über stabil. Als wir sicher in Frankfurt gelandet waren, stand die komplette Crew beim Aussteigen Spalier und schüttelte mir dankend die Hand. Eine schöne Geste.

Die Lunge

Der Mensch besitzt zwei Lungenflügel, die geschützt im Brustkorb liegen. Ihre Aufgabe ist es, Sauerstoff aufzunehmen und Kohlendioxid abzugeben. Durch diesen Gasaustausch wird jede Zelle unseres Organismus versorgt. Zu den weiteren Atemorganen zählen Nase, Mund, Rachenraum, Schlund und Luftröhre. Unser Gehirn ist auf Sauerstoff angewiesen. Die Atmung beeinflusst deshalb unsere Gehirnfunktion und somit auch unsere Denkweise. Unser Gehirn benötigt genügend Sauerstoff zum Lernen. Umgekehrt beeinträchtigt eine schlechte Atmung sowohl die Durchblutung als auch die Sauerstoffzufuhr des Gehirns. Viele Menschen atmen sehr oberflächlich ein und aus, was Folgen wie Vitalitätsmangel, Melancholie oder Depression nach sich ziehen kann.

Die Lunge steht wie unsere Haut in engem Kontakt zur Umwelt, und wie der Darm nimmt sie auf und gibt wieder ab. Die Lunge ist für die flüchtigen, der Darm für die festen Stoffe zuständig. In der traditionellen chinesischen Medizin wird die Lunge als Vermittlerin zwischen innen und außen dem Element Metall zugeordnet.

Gesichtsmerkmale

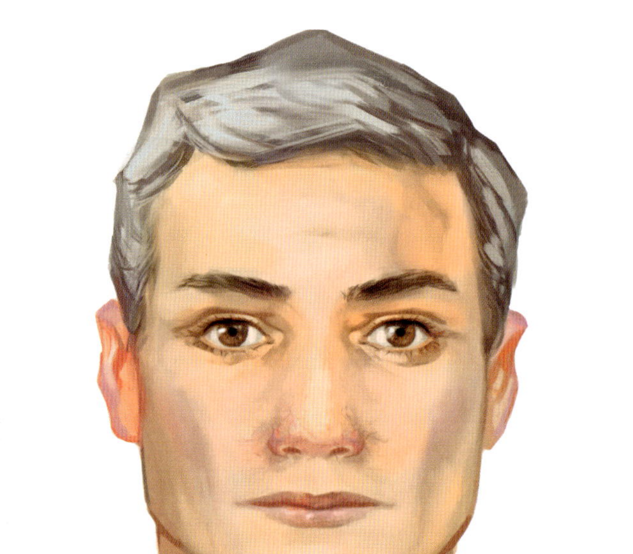

Achte bei Lungenthematiken auf Blässe oder Verfärbungen der Gesichtshaut: Die Nasenflügel können eine bis ins Bläuliche gehende Rötung aufweisen. Auch die Beschaffenheit der Nasenflügelwölbung gibt Hinweise.

- Allgemein kann extreme Hautblässe auf ein Lungenleiden hindeuten.
- Violette Verfärbungen mit Gefäßzeichnungen auf und neben den Nasenflügeln zeigen Lungenbeschwerden an.
- Ist das Nasenloch oder auch der Nasenflügel auf einer Seite deutlich kleiner, verrät dies, dass die Lungenkraft auf der betroffenen Seite reduziert ist. Die Folge können Lungen- und Bronchialerkrankungen sein.

Symptome von Lungenbeschwerden

Menschen mit geschwächter Lunge weisen unterschiedliche Symptome auf. Häufig tritt Kurzatmigkeit schon bei geringer Anstrengung wie

Treppensteigen auf. Auch Schluckauf kann ein Hinweis sein, denn dabei kommt es zu einer Verkrampfung des Zwerchfells: Dieses ist der wichtigste Atemmuskel und an der Beweglichkeit der Lunge und somit direkt an der Ausführung der Atembewegung beteiligt. Bei manchen Lungenpatienten lässt sich vermehrtes Schwitzen in den Handflächen feststellen, dessen Ursache auf die mangelnde Sauerstoffsättigung im Blut zurückgeht. Auch Heiserkeit kann ein Anzeichen für eine geschwächte Lunge sein, wenn die zu kurze Ausatmung nicht ausreicht, um die Stimmlippen adäquat in Schwingung zu versetzen. Menschen mit erschwerter Atmung haben häufig Verspannungen in der Schulter- und Nackenmuskulatur. Wenn sich die kleinen Muskeln zwischen den Rippen verkrampfen, führt dies zu Beschwerden im Brustkorb. Gelangt durch die verschlechterte Aus- und die dadurch unzureichende Einatmung nicht genug Sauerstoff ins Gehirn, kommt es zu Schwindelgefühlen.

Erkrankungen der oberen Atemwege

Jeder von uns schlägt sich mehrmals im Leben mit Erkältungen herum. Bei ihnen handelt es sich um Infektionen der oberen Atemwege, die meist harmlos verlaufen und von selbst ausheilen. Eine **Erkältung** wird oft als grippaler Infekt bezeichnet, dabei hat sie mit einer echten Grippe nichts zu tun. Zu den oft als lästig empfundenen Beschwerden zählen **Schnupfen**, also eine laufende oder verstopfte Nase.

Bei Letzterer kann es zur Verlegung der Nasennebenhöhlen kommen, was wiederum eine **Nasennebenhöhlenentzündung** (Sinusitis) bedingen kann. Sinusitis äußert sich durch Kopfschmerzen und ein unangenehmes Pochen rund um die Nase, sobald sich Oberkörper und Kopf vornüberneigen. Bei der Nasennebenhöhlenentzündung wird zwischen akuten und chronischen Entzündungen unterschieden: Akut entsteht sie häufig im Rahmen einer Grippe oder Erkältung. Die Krankheit kann mehrmals im Jahr auftreten und verschwindet spätestens nach einigen Wochen wieder. Bei der chronischen Form sind die Nasenschleimhäute dauerhaft entzündet. In der Regel spricht man von einer chronischen Erkrankung, wenn sie länger als drei Monate dauert.

Husten, Halsschmerzen und Heiserkeit treten häufig im Zusammenhang mit einer **Kehlkopfentzündung** (Laryngitis) auf. Dabei liegt eine Entzündung der Kehlkopfschleimhaut vor. Die akute Kehlkopfentzündung tritt häufig bei Virusinfektionen der Atemwege auf. Es gibt aber auch chronische Formen, die mit Räusperzwang, verminderter Belastbarkeit der Stimme und tieferer Stimmlage als normal einhergeht.

Mit einer **Luftröhrenentzündung** (Tracheitis) reagiert die Luftröhrenschleimhaut auf Bakterien- oder Virenbefall. Meistens sind Viren die Ursache einer Luftröhrenentzündung und der Krankheitsverlauf ist sehr hartnäckig. Die Luftröhre schwillt schmerzhaft an, ist erhitzt, rötet sich und sondert vermehrt Flüssigkeit ab. Bei der Luftröhrenentzündung sind oftmals der Kehlkopf und die Bronchien gleichzeitig mit betroffen. Die Patienten haben Reizhusten und brennende Schmerzen hinter dem Brustbein. Ist die Luftröhrenentzündung bakteriell bedingt, husten sie zusätzlich einen gelben, eitrigen Schleim aus.

Erkrankungen der unteren Atemwege

Lungenkrankheiten sind weltweit die zweithäufigste Todesursache. Patienten mit Lungenerkrankungen erleben in der Regel eine starke Einschränkung ihrer Lebensqualität.

Asthma (Asthma bronchiale) ist eine chronische Atemwegserkrankung, die durch viele verschiedene Faktoren beeinflusst wird und sehr unterschiedlich ausgeprägt sein kann. Der Begriff »Asthma« stammt aus dem Griechischen und bedeutet sinngemäß »Beklemmung« oder »Keuchen«. Bei Asthmatikern liegt eine chronische (andauernde) Entzündung der Atemwege vor. Erschwerend kommt hinzu, dass die Luftwege der Betroffenen gegenüber verschiedenen Reizen übermäßig empfindlich sind. Diese Kombination aus Überempfindlichkeit und Entzündungen führt zur Verengung der Bronchien (Atemwegsobstruktion) und den typischen Asthma-Symptomen: pfeifende Atmung (Giemen), Kurzatmigkeit und Luftnot, Husten sowie ein Engegefühl in der Brust. Charakteristisch treten die Symptome von Asthma anfallsartig auf und flachen wieder ab, um dann beim nächsten Schub erneut aufzuflammen. Beschwerdefreie Zeiten wechseln sich mit Phasen von unterschiedlich ausgeprägten Beschwerden ab, je nach Einfluss der Umweltfaktoren.

Bronchitis ist eine der häufigsten Atemwegserkrankungen. Bei dieser Krankheit ist die Schleimhaut der Bronchien entzündet, was sich hauptsächlich durch trockenen Husten, der im Verlauf zähflüssigen Auswurf entwickelt, äußert. Meist wird eine Bronchitis durch Erkältungsviren verursacht und tritt oft zusammen oder kurz nach einer solchen auf. Die meisten Patienten erkranken im Herbst und Winter.

Man unterscheidet zwischen akuter und chronischer Bronchitis, je nach Dauer der Beschwerden. Eine akute Erkrankung dauert in der Regel 7 bis 14 Tage. Bis der Husten abklingt, kann es allerdings vier bis sechs Wochen dauern. Diese vorübergehende Entzündung der unteren Atemwege (der Bronchien) heilt in der Regel von selbst aus.

Eine chronische Bronchitis liegt gemäß der Definition der Weltgesundheitsorganisation WHO dann vor, wenn »Husten und Auswurf an den meisten Tagen während mindestens drei Monaten in zwei aufeinanderfolgenden Jahren« auftreten. Hauptursache für eine chronische Bronchitis ist das Rauchen, weswegen oberste Priorität das Aufgeben des Rauchens ist, um die Beschwerden zu lindern. Aber auch chemische Reiz- oder Schadstoffe können auslösend wirken. Betroffene sollten sie nach Möglichkeit meiden, um ein Fortschreiten der Erkrankung zu verhindern. Chronische Bronchitis ist heilbar, wenn sie möglichst früh behandelt wird.

COPD ist die englische Abkürzung für Chronic Obstructive Pulmonary Disease (andauernde atemwegsverengende Lungenerkrankung). Die COPD ist eine fortschreitende und bislang nicht heilbare Lungenkrankheit, die sich in typischen Symptomen wie Husten, Atemnot und Auswurf äußert. Bei der COPD kommt es zu einer Verengung der Atemwege (Obstruktion), die sich im Krankheitsverlauf meist verschlechtert. Hierbei treten an den Bronchien und dem Lungengewebe Veränderungen durch Entzündungen im Bereich der Bronchien und Bronchiolen (obstruktive Bronchitis) auf. Das führt zur Zerstörung des Lungengewebes (Lungenemphysem). Der Übergang zwischen COPD und einem Lungenemphysem ist meistens fließend.

Bei einer **Lungenentzündung** (Pneumonie) sind die Lungenbläschen und das umgebende Gewebe entzündet, meist durch Bakterien. Vor allem, wenn die Atemwege bereits durch Grippeviren oder andere Krankheitserreger geschwächt sind, können sich Bakterien ansiedeln und eine Lungenentzündung verursachen. Häufig treten gleichzeitig und plötzlich hohes Fieber, starkes Krankheitsgefühl und Husten mit Atemnot auf. Besonders gefährlich ist eine Lungenentzündung für Menschen, die durch eine andere Krankheit bereits geschwächt sind. Zu den Risikogruppen gehören außerdem Babys, Kleinkinder und ältere Menschen, weil es bei ihnen oft zu schweren Verläufen kommt. In der Regel ist die Behandlung mit einem Antibiotikum notwendig und ärztliche Betreuung unbedingt erforderlich.

Als **Lungenembolie** bezeichnet man den Verschluss einer oder mehrerer Lungenarterien, oft aufgrund eines eingeschwemmten Blutgerinnsels. Dieses stammt meist aus den Bein- oder Beckenvenen, wo sich eine Thrombose gebildet hat. Thrombosen können sich entwickeln, wenn lange keine Bewegung möglich ist, zum Beispiel aufgrund von Knochenbrüchen oder Operationen, aber auch auf langen Flugreisen. Eine Lungenembolie ist ein absoluter Notfall. Sind größere Gefäße betroffen, kann sie zu einem lebensbedrohlichen Herz-Kreislauf-Stillstand und sogar zum Tod führen. Treten plötzlich einsetzende Luftnot, Schmerzen beim Atmen, blutiger Auswurf, Herzrasen und plötzliche Bewusstlosigkeit auf, muss sofort der Notarzt gerufen werden.

Als **Lungenkrebs**, **Lungenkarzinom** oder **Bronchialkarzinom** bezeichnen Mediziner bösartige Tumore, die in den Bronchien der Lunge entstehen. Lungenkrebs kann in allen Abschnitten des Organs entstehen, aber mehr als die Hälfte aller Erkrankungen entwickelt sich in den oberen Teilen der Lungenflügel. Lungenkrebs tritt zwar relativ häufig auf, macht sich aber oft erst vergleichsweise spät durch Symptome und Beschwerden bemerkbar.

Einfluss auf die Psyche

Die Lunge steht für Austausch, Wandlung, Loslassen, Gelassenheit, Erneuerung, Kreativität, Mut und Distanz. Da wir alle auf der Welt die gleiche Luft atmen, ist das Organ Sinnbild für die Verbindung aller Lebewesen. Der Lungen- und der Dickdarm-Meridian werden mit ihrer Funktion des Austauschs mit der Umwelt assoziiert. Dies gilt auch für soziale Beziehungen und das Empfinden von Nähe und Distanz. Betroffene zeigen oft Schwierigkeiten, sich auf die Umwelt einzulassen, und verschließen sich gegenüber ihren Mitmenschen. Wer sich hier wiederfindet, darf sich folgende Fragen stellen:

- Was engt mich wirklich ein?
- Wer nimmt mir Raum für meine freie Entwicklung?
- Schnürt mir Trauer die Luft ab, kann ich nicht loslassen?

Wer eine gute Lungenenergie besitzt und diese gewinnend lebt, zeigt dies auf emotionaler Ebene durch:

- Optimismus
- Offenheit gegenüber Veränderung
- Intuitives Verständnis für Nähe und Distanz
- Mut und Ehrlichkeit
- Freiheit
- Leichtigkeit
- Kreativität

Wird die Lungenenergie verlierend gelebt, zeigt sich dies auf emotionaler Ebene durch:

- Neigung zu Kummer, Besorgnis und Traurigkeit
- Übertriebenes Selbstmitleid
- Schwierigkeiten, Dinge anzunehmen (auch Positives wie Komplimente)
- Vereinsamung
- Depression
- Inflexibilität

Dehnungsübung für den Lungen- und den Dickdarm-Meridian

Bei dieser Übung dehnst du den Hauptmeridian der Lunge und des Dickdarms und aktivierst seinen Energiefluss. Dies hat direkte Auswirkung auf die Aktivität des Organpaars, das die beiden bilden: Ihre Funktion besteht im Austausch mit der äußeren Umwelt. Der Lungen- und der Dickdarm-Meridian sind dem Element Metall zugeordnet.

Für die Übung ist es wichtig, sanft vorzugehen und nichts zu erzwingen. Das Üben soll dir guttun, geh niemals über den Schmerzpunkt hinaus. Bei regelmäßiger Durchführung wird sich dein Körper schon nach kurzer Zeit flexibler und vitaler anfühlen.

Bevor du beginnst, möchte ich dir noch die richtige Atmung ans Herz legen, denn sie ist unerlässlich: Beim Einatmen füllt sich die ganze Lunge mit Luft, was du vor allem im Bauch spüren solltest. Der Bauchraum dehnt sich aus. Stell ihn dir wie einen Luftballon vor, der riesengroß wird. Halte dann den Atem kurz an, und erst wenn der Reflex zum Ausatmen kommt, lässt du die Luft langsam durch die Lippen entweichen. Spüre in dich hinein und beginne einzuatmen, sobald dein Körper dich darum bittet.

Stelle dich aufrecht mit schulterbreit geöffneten Beinen hin.
Nimm deine Arme hinter den Rücken und verschränke die Hände. Lege die Zeigefinger gestreckt aneinander, sie zeigen zum Boden.

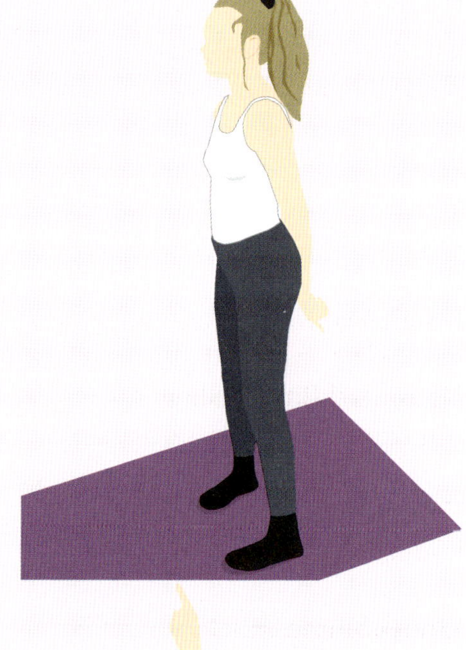

Jetzt beugst du deinen Oberkörper nach vorn und ziehst deine Arme gerade und sanft so weit wie möglich in Richtung Kopf. Die Beine kannst du dabei gern leicht beugen.

Spüre in die Dehnung hinein und entspanne dich bei jedem Atemzug ein kleines bisschen mehr.

Nach fünf tiefen Atemzügen richtest du dich langsam, Wirbel für Wirbel wieder auf, löst die Hände und lässt die Arme seitlich am Körper hängen.

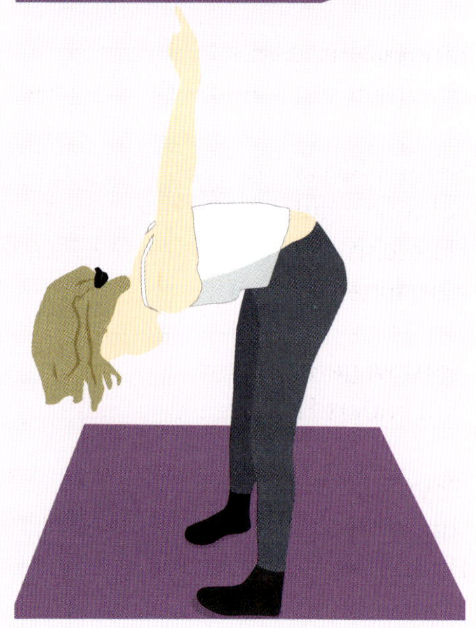

Rezepturen

Die Lunge mag es feucht und warm. Bewegung an der frischen Luft draußen in der Natur – im Wald, in den Bergen oder am Meer – tut ihr extrem gut, am besten verbunden mit bewussten, tiefen Atemübungen. Auch die Trinkmenge (zwei bis drei Liter täglich) spielt für die Lunge eine wichtige Rolle. Trinke vorzugsweise Wasser und Kräutertee.

Bei Rachenerkrankungen und Erkältungen wirken Kräutertees besonders gut. Ihre Inhaltsstoffe helfen dabei, den Schleim im Hals zu lösen, ätherische Öle töten Bakterien und Viren ab.

Heilpflanzen zur Zubereitung von Tee

Anissamen wirken schleimlösend bei Husten.

Fenchelsamen wirken schleimlösend bei Husten.

Holunderblüten haben schweißtreibende Wirkung, wärmen bei Erkältung und Fieber mit Schüttelfrost und stärken die Abwehrkräfte.

Kamille wirkt krampflösend und entzündungshemmend bei Erkältungskrankheiten.

Lindenblüten wirken schweißtreibend, abwehrstärkend und reizlindernd bei Erkältung, Fieber und trockenem Reizhusten.

Salbeiblätter haben eine entzündungshemmende, antibakterielle, schweißregulierende Wirkung. Dies ist sehr hilfreich bei Erkältungen, Halsschmerzen, Nebenhöhlenentzündung oder Bronchitis (in diesem Fall zum Inhalieren verwenden).

Spitzwegerichkraut ist reizmildernd, antibakteriell, auswurffördernd und lindert Husten, Keuchhusten, Rachenentzündung und Erkältung.

Thymiankraut hat eine schleim- und krampflösende sowie durchblutungsfördernde Wirkung. Besonders geeignet bei Husten, Keuchhusten, Bronchitis, Asthma, Verschleimung und Katarrh der oberen Luftwege. Gut als Tee, aber auch als Balsam zum Einreiben von Brust und Rücken.

Ingwer regt die Durchblutung an und stärkt damit das körpereigene Immunsystem. Das ätherische Öl der Wurzel legt sich wie ein Balsam auf die gereizten Schleimhäute und lindert so die Beschwerden. Den Ingwer schälen, in Stücke schneiden und mit heißem Wasser übergießen. Dann den Ingwertee 10 Minuten ziehen lassen und danach die Stückchen aus dem Glas oder der Tasse nehmen. Je länger der Ingwer im Wasser bleibt, desto schärfer wird die Flüssigkeit. Wer die Ingwerlösung gurgeln möchte, sollte den Ingwer hingegen mindestens eine halbe bis ganze Stunde im Wasser ziehen lassen.

Zimt kann bei Halsschmerzen ebenfalls Linderung verschaffen. Einfach etwas Zimt zum Ingwertee hinzufügen und verrühren. Das hilft nicht nur wunderbar, sondern schmeckt auch noch angenehm.

Heilmittel aus der Küche

Kartoffeln wirken stark erwärmend und schmerzlindernd, entgiftend und entwässernd. In Form eines äußeren Wickels eignen sie sich hervorragend zur Behandlung von Husten, Bronchitis und Halsschmerzen, aber auch von Kopfschmerzen und Nackenverspannungen. Achtung bitte bei der Temperatur: Gekochte Kartoffeln sind innen wesentlich heißer als außen. Wenn du einen Kartoffelwickel vorbereitest, solltest du das Gemüse erst zerdrücken und etwas abkühlen lassen. Hier die Anleitung:

Ein sauberes Geschirrtuch der Länge nach falten und eine warme, zerdrückte Kartoffel (siehe Hausmittel Seite 29) darauf verteilen. Das Tuch darüberschlagen und den warmen Wickel um Hals oder Brustkorb legen. Tipp: Mit einem Schal oder Tuch lässt sich der Kartoffelwickel gut am Hals befestigen.

Leinsamen wirken stark erwärmend, aufweichend, entzündungshemmend und schmerzlindernd. Ein Wickel aus frisch geschroteten Leinsamen ist optimal geeignet bei Schnupfen, Nebenhöhlenentzündung, Husten und Bronchitis.

Meer- oder Steinsalz hat eine durchblutungsanregende, abschwellende, entzündungshemmende und wundheilungsfördernde Wirkung. Besonders eignet sich Meersalz bei Allergien, Schnupfen und Nebenhöhlenentzündung. Wirksam ist allerdings nur echtes Meersalz (am besten aus dem Toten Meer) in der richtigen Dosierung: zum Spülen und Gurgeln 1 kleinen TL in 250 Milliliter Wasser auflösen. Salz lässt sich allgemein für Nasenspülungen, zum Gurgeln und Inhalieren, aber auch als Wickelzusatz verwenden. Inhalieren mit Salz, den unten aufgelisteten ätherischen Ölen oder auch Kamille ist angezeigt bei allen Beschwerden der oberen Atemwege, insbesondere bei Nebenhöhlenentzündungen, Husten und Schnupfen.

Quark hat eine abschwellende, kühlende, schmerzlindernde, entzündungshemmende, entgiftende, schleim- und krampflösende, aber auch zusammenziehende Wirkung. Körperwarm auf ein Innentuch aufgetragen und als Wickel angewendet, lindert er Beschwerden bei Husten, Bronchitis, Halsschmerzen, Heiserkeit und Lymphdrüsenschwellung.

Zitronen wirken entzündungshemmend, abschwellend, kühlend und entgiftend, aber auch zusammenziehend. Sie sind praktisch ein natürliches Antibiotikum. Äußerlich angewendet, ist Zitronensaft hilfreich bei Halsschmerzen, Fieber und Husten. Vorsicht jedoch bei empfindlicher Haut, denn die enthaltene Säure kann zu Reizungen führen. Auf die Verwendung als Wickel sollte in diesem Fall verzichtet werden. Als innerliche Anwendung, zum Beispiel heiß aufgegossen (mit Honig), ist die Zitrone bei allen Erkältungskrankheiten empfehlenswert.

Zwiebel hat desinfizierende, antibiotische Wirkung. Außerdem wirkt Zwiebel schmerzlindernd, entzündungshemmend, entgiftend, stoffwechselanregend und schleimlösend. Anwendung findet sie bei Erkältungen, Husten und Ohrenentzündungen. Für einen Wickel oder als Kompresse die Zwiebel roh schneiden und vor jeder Anwendung in Stoff gewickelt ausdrücken, bis Saft austritt. Zur innerlichen Anwendung kann man die Zwiebel als Tee oder Hustensaft einsetzen.

Honig wirkt beruhigend auf die Schleimhäute, antiseptisch und desinfizierend. Den Honig entweder pur im Mund langsam zergehen lassen oder löffelweise in warmem Tee auflösen.

Birnen halten die Lunge von innen feucht. Das Essen von Birnenkompott (mit Nelken) hilft, die Trockenheit beheizter Räume auszugleichen.

Ätherische Öle

- Eukalyptusöl
- Myrtenöl
- Fichtenöl

Die ätherischen Öle sind zum Einreiben, als Badezusatz oder zum Inhalieren geeignet.

Schüßler-Salz und Homöopathie

- Schüßler-Salz Nr. 4 (Kalium chloratum D6): für die Regeneration der Bronchienschleimhaut
- Schüßler-Salz Nr. 7 (Magnesium phosphoricum D6): zur Entspannung der Bronchialmuskulatur und für leichteres Abhusten
- Schüßler-Salz Nr. 10 (Natrium sulfuricum D6): zur Regulierung des Flüssigkeitshaushalts
- Schüßler-Salz Nr. 14 (Kalium bromatum D6): gegen Reizhusten

Löse jeweils 3 Tabletten von jedem Salz in einer Flasche Wasser auf und trinke die Mischung über den Tag verteilt in kleinen Schlucken. Schüttle die Flasche jedes Mal, bevor du trinkst.

Homöopathische Mittel in Form von Globuli

- Ferrum phosphoricum D6 trägt zur Linderung von Beschwerden bei Husten, Schnupfen und gereizten Schleimhäuten bei.
- Lachesis D12 lässt sich bei linksseitigen Halsschmerzen einsetzen.
- Rhus toxicodendron D12 hilft bei Beschwerden wie Gliederschmerzen, Schnupfen, Hüsteln und Unruhe, insbesondere wenn die Erkältung nach Einwirkung von Kälte und Nässe aufgetreten ist.
- Gelsemium D12 wirkt ausgezeichnet bei erkältungstypischen Kopf- und Nackenschmerzen.
- Aconitum D6 und Bryonia D6 wirken positiv bei Beschwerden im Brustbereich. Bei Husten, Bronchitis oder erkältungsbedingtem Stechen in der Brust werden eines oder beide Mittel ausgewählt.
- Hepar sulfuris D6 lindert merklich Halsschmerzen, Halsentzündungen und Mandelentzündungen. Ist die Mandelentzündung eitrig, sollte ein Arzt aufgesucht werden.

- Belladonna D6 (bei beidseitig roten Backen) und Chamomilla D6 (bei einseitig roten Backen) sind homöopathische Schmerzmittel. Die für einen grippalen Infekt charakteristischen Kopf-, Nacken-, Hals-, Ohren- und Gliederschmerzen werden gemildert. Belladonna hilft zusätzlich gegen Schweißausbrüche.
- Hepar sulfuris D6, Silicea D12 und Pulsatilla D6 (bei gefühlsbetont-weinerlichen Patienten) können hilfreich sein bei einer erkältungsbedingten Nasennebenhöhlenentzündung.

Die Dosierung hängt vom jeweiligen Krankheitszustand ab, weswegen du dich nach der Empfehlung deines Arztes, Homöopathen oder Heilpraktikers richten solltest. Allgemein lassen sich Globuli wie folgt anwenden: 5 Kügelchen in ein Glas mit 500 Milliliter Wasser einrühren und jede Stunde einen Schluck trinken, bis es leer ist. Am folgenden Morgen 2 Kügelchen in den Mund nehmen und auf der Zunge zergehen lassen.

Eine Geschichte zum Dickdarm: Geschädigte Darmflora

Eine junge Frau Anfang 30 kam in meine Praxis. Ihre extrem spröden Lippen fielen mir sofort ins Auge. Auf ihrer Unterlippe sah ich helle Pünktchen und die Farbe der Lippen wirkte blass, was ich als Zeichen für einen Mangel an Darmbakterien deutete.

Ihre linke Nasenlippenfalte war tief ausgeprägt, ein Hinweis auf eine Organschwäche von Milz und Magen. Milzschwäche äußert sich häufig durch ein erhöhtes Verlangen nach süßen Nahrungsmitteln, das ein Magnesiummangel noch verstärkt: Diesen offenbarte mir die Rötung ihrer Wangen. Meine Patientin war leicht übergewichtig und klagte über Antriebslosigkeit. Als ich sie nach ihrer Ernährung fragte, stellte sich diese als sehr kohlenhydratlastig heraus. Sie liebte Produkte aus Weizenmehl, Süßwaren und Schokolade, betonte aber, Süßigkeiten, Getränke und Kaffee stets nur in der »Lightversion« (also mit Zuckerersatzstoffen) zu konsumieren.

Eine sehr zuckerhaltige Ernährung bedingt starke Gärungsprozesse im Darm. Die dadurch entstehenden giftigen Gase schwächen das

Immunsystem und fördern das Pilzwachstum. Das Essverhalten der Patientin hatte also ihrer Darmflora geschadet. Ich klärte sie darüber auf, dass Zucker, vor allem aber Zuckerersatzstoffe, den Darm massiv schwächen und Pilzerkrankungen begünstigen. Dies wiederum führt zu einer Schwächung des Immunsystems, das eng mit dem Darm verbunden ist. Ihre Anfälligkeit für Infekte und das häufige Auftreten von Hautausschlägen bestätigten die Vermutung, dass ihre Darmflora geschädigt sein könnte.

Bei dieser Patientin war eine ausführliche Ernährungsberatung angezeigt. Gleichzeitig erklärte ich ihr, wie sie ihre Organe stärken und reinigen kann. Die Therapie bestand aus einer grundlegenden Ernährungsumstellung, Bewegung, verschiedenen Rezepturen mit Tees, Substitution von Mineralstoffen und viel Aufklärungsarbeit. Nach vier Wochen wurden erste Erfolge sichtbar: Vitalität und Lebensfreude stiegen merklich. Antriebslosigkeit war kein Thema mehr. Bis zur vollständigen Genesung mit gesunder Gewichtsregulierung, einem gestärkten Immunsystem und funktionierender Verdauung verging ein Dreivierteljahr.

Der Dickdarm

Der Dickdarm ist Teil des Verdauungstrakts, er liegt im Unterbauch und umrahmt den Dünndarm. Er misst eine Länge von etwa einem bis eineinhalb Meter, dabei spricht man von einem aufsteigenden, einem quer liegenden und einem absteigenden Verlauf sowie dem S-förmigen Teil des Dickdarms. Er endet mit dem Mastdarm und dem After. Diese Abschnitte werden in Abgrenzung zum Blinddarm als Enddarm bezeichnet.

Der Dickdarm ist mit Schleimhaut ausgekleidet. Der nicht verdaubare Darminhalt des Dünndarms wird zum Dickdarm weitergegeben, wo ihm Wasser entzogen wird. Zudem wird Schleim hinzugefügt, um den Kot gleitfähig zu machen. Dadurch ist der Dickdarm maßgeblich an der Regulierung des Flüssigkeitshaushalts im Körper beteiligt.

Der Dickdarm hat als der letzte Abschnitt des Verdauungssystems mit Kontrolle und Loslassen zu tun – im physischen wie psychischen Sinne.

Gesichtsmerkmale

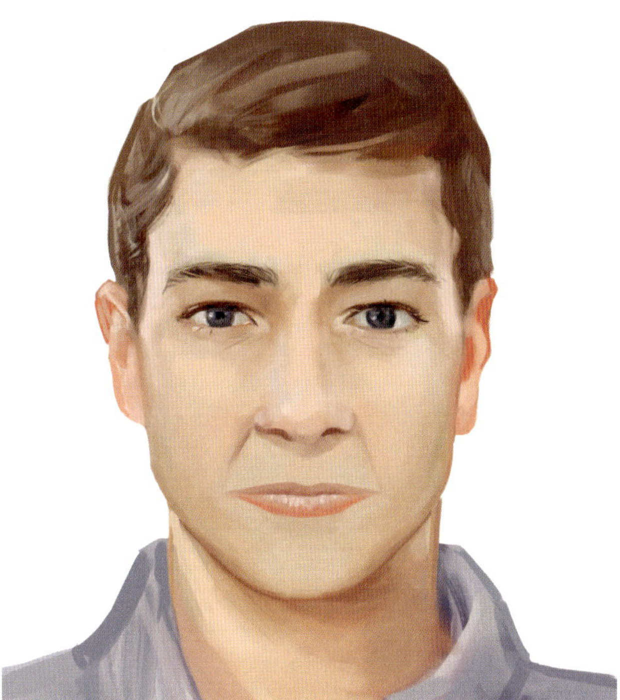

Im Gesicht zeichnet sich der Dickdarm auf der Unterlippe ab. Achte deshalb auf die Beschaffenheit der Unterlippe und mögliche Verfärbungen. Gesunde Lippen haben einen zarten Roséton, der sich von der Gesichtsfarbe unterscheidet und abgrenzt. Außerdem weisen sie kleine Fältchen auf. Nimm alles wahr, was davon abweicht:

- Helle Pünktchenbildung auf der Unterlippe oder eine blass getönte Unterlippe ist ein Zeichen für einen Mangel an Darmbakterien.
- Rötungen auf der Unterlippe können Entzündungen anzeigen.
- Kaffeebraune Verfärbungen können Anzeichen für eine chronische Darmentzündung sein.
- Eine blutleere Unterlippe kann auf eine Anämie (Blutarmut) hinweisen. Diese entsteht zum Beispiel durch krankhafte Dickdarmblutungen.
- Starke Faltenbildung in der Unterlippe zeigt an, dass der Darm zu wenig Flüssigkeit bekommt. Sind die Lippen dabei noch eingefallen, ist der Darm möglicherweise bereits stark ausgetrocknet.

- Extrem schmale Lippen sind ein Zeichen dafür, dass die Verdauung nur unzureichend arbeitet. Die Darmmuskulatur arbeitet nicht richtig, die Folge können im Wechsel auftretender Durchfall und Verstopfung sein. Ausgelöst durch die entstandenen Darmgifte können Reizungen und Entzündungen für Beschwerden sorgen.
- Ist die rechte Nasenlippenfalte zu den anderen Symptomen zusätzlich tief ausgeprägt, deutet dies auf eine stark ausgeprägte Problematik hin.

Symptome von Dickdarmbeschwerden

Menschen mit geschwächtem Dickdarm weisen unterschiedliche Symptome auf. Häufig machen sich Probleme durch Verstopfung, Durchfall und Blähungen bemerkbar. Letztere zeigen sich auf verschiedene Art und Weise, nicht immer nur durch das Abgehen von Luft. Durch die Gärprozesse kann sich der Bauch sichtbar aufblähen. Darmbeschwerden gehen häufig mit Bauchkrämpfen einher.

Besonders in Stresssituationen treten Symptome einzeln oder auch im Wechsel auf. Wenn die Verdauung nicht richtig funktioniert und der Darm träge ist, können Darmgifte zu Reizungen und Entzündungen im Darm führen. Mitunter führt das zu Blut im Stuhl.

Anatomisch bedingt hat der Dickdarm engen Kontakt zu den tief liegenden Rumpf- und Rückenmuskeln und der Lendenwirbelsäule. Chronisch entzündliche Dickdarmerkrankungen, eine allgemeine Verschlackung des Dickdarms, Überfüllung des Darms (bedingt durch eine falsche Ernährungsweise) und ein immer wieder auftauchendes Reizdarmsyndrom können daher zu Beschwerden im unteren Rücken führen.

Der Darm ist außerdem ein wichtiger Teil des Immunsystems. Ist der Darm geschwächt, reagiert die Immunabwehr übersensibel, was sich unter anderem in Form von Allergien äußern kann.

Erkrankungen des Dickdarms

Divertikel bezeichnen eine Auswölbung der Darminnenwand nach außen. Diese Ausstülpungen können an mehreren Stellen im Dickdarm auftreten, sie bereiten jedoch meistens keine Beschwerden. Bevorzugt entstehen sie an Stellen, an denen die Darmmuskulatur sehr schwach ist. Das sogenannte Sigma, ein etwa 40 bis 45 Zentimeter langer Abschnitt des Dickdarms, ist besonders prädestiniert, denn in diesem S-förmigen Bereich vor dem Mastdarm ist der Druck des Stuhls auf die Darmwand am höchsten.

Kommt es in Zusammenhang mit Darmausstülpungen zu Komplikationen, spricht man von **Divertikelkrankheit**. Bei der Divertikelkrankheit leiden Betroffene häufig unter chronischen Bauchschmerzen, Stuhlunregelmäßigkeiten oder Blähungen ohne Entzündungsanzeichen im Darm. Liegen akute Entzündungen an den Ausstülpungen vor, handelt es sich um eine **Divertikulitis.**

Von **»trockenem Darm«** spricht man, wenn ein erhöhter Entzug von Wasser und Salzen den Stuhl härter macht und austrocknet. Die veränderte Konsistenz führt zu erschwertem Stuhlgang. Die Frequenz nimmt ab und es bleibt häufig das Gefühl, der Darm wäre nicht vollständig entleert.

Morbus Crohn ist eine chronische Entzündung des Dünn- und/oder des Dickdarms, die meist schubweise verläuft. Typische Symptome sind Bauchschmerzen und starke Durchfälle.

Pilze tragen wir alle in uns – das ist grundsätzlich kein Grund zur Besorgnis. Zu Schwierigkeiten kommt es erst dann, wenn das Gleichgewicht zwischen den vielen verschiedenen Bakterien und Pilzen im Körper nicht mehr stimmt. Eine durch Medikamenteneinnahme, Antibiotika und falsche Ernährung empfindlich gestörte Darmflora führt meist zu diesem Ungleichgewicht. Die Symptome bei **Pilzerkrankungen** sind oft unspezifisch. Im Vordergrund stehen jedoch Blähungen, ein aufgetriebener Bauch (vor allem nach süßem Essen) sowie abwechselnd Durchfälle und Verstopfung.

Darmkrebs gehört zu den häufigeren Krebserkrankungen in Deutschland. Unter Darmkrebs versteht man einen bösartigen Tumor am Dick- oder Mastdarm. Wenn von Darmkrebs gesprochen wird, ist damit meist Krebs im Dickdarm gemeint. Er entwickelt sich meist aus gutartigen Darmpolypen. Darmkrebs verursacht anfangs oft keine Beschwerden und kann dadurch lange unbemerkt bleiben. Symptome können ein sogenannter dünner Stuhl (»Bleistiftstuhl«) sein, den die Verengung des Darms durch den Tumor bedingt. Jegliche Stuhlveränderungen, die über einen längeren Zeitraum hinweg bestehen, sind verdächtig und sollten ärztlich abgeklärt werden – vor allem dann, wenn Blut im Stuhl zu sehen ist. Darmkrebs kann sich außerdem durch Schmerzen im rechten Bauchbereich oder Darmkrämpfe über einen Zeitraum von mehr als einer Woche äußern. Das Risiko für Darmkrebs nimmt mit dem Alter zu: Viele Menschen, die an Darmkrebs erkranken, sind bereits über 75 Jahre alt. Bei unter 50-Jährigen tritt Darmkrebs sehr selten auf.

Einfluss auf die Psyche

Der Dickdarm steht in Verbindung mit den Prozessen des Annehmens und Loslassens. Das Festhalten von Gedanken, Ängsten und Geschehnissen äußert sich häufig durch körperliche Verstopfung.

Der Dickdarm wird außerdem mit Gefühlen in Verbindung gebracht. Wir können sie »geheim«, also »für uns« – und im Darm behalten. Gibt es eine Störung im Dickdarm, können Gefühle nicht gut ausgedrückt und losgelassen werden, was wiederum Auswirkung auf die Atmung und die Sauerstoffversorgung im Blutkreislauf hat. Die Folgen sind Verstopfung, Hitzegefühl im Kopf und Schwindel. Die Haut wird blass, empfindlich und anfällig für Hautpilze, Ausschläge und Entzündungen. Es kann zu Erkrankungen der Atemwege, Kältegefühl im unteren Verdauungstrakt, Durchfall und Hämorrhoiden kommen. Weitere Symptome sind blutunterlaufene Augen, Schmerzen oder Schwierigkeiten beim Bewegen der Daumen (der Dickdarm-Meridian läuft genau am Daumen vorbei) sowie Rückenbeschwerden. Durch die fehlende Stärke der Dickdarmmuskulatur neigen Betroffene oft zu einer zusammengesackten Sitzhaltung. Auch die innere Haltung entspricht dem: Vieles wird angefangen und nicht zu Ende gebracht.

Daraus ergeben sich folgende Fragen:

- Was hindert mich am Loslassen oder daran, Gefühle zu äußern (Verstopfung)?
- Warum behalte ich nichts bei mir und lasse vor Angst alles los (Durchfall)?

Wer eine gute Dickdarm-Energie besitzt und diese gewinnend lebt, zeigt dies auf emotionaler Ebene durch:

- Vertrauen
- Kontrollfreude
- Sinnlichkeit
- Gutes Selbstwertgefühl
- Gerechtigkeitssinn

Wird die Dickdarm-Energie verlierend gelebt, zeigt sich dies auf emotionaler Ebene durch:

- Ruhelosigkeit – steht immer unter Anspannung
- Probleme beim Loslassen
- Traurigkeit, Melancholie

Für die **Meridiandehnung** folge der Beschreibung im Kapitel »Die Lunge« (Seite 47 f.) Lunge und Dickdarm bilden ein Meridianpaar.

Rezepturen

Der Dickdarm mag Harmonie, nicht ausgetragene Konflikte stressen und schwächen ihn. Essen sollte in Ruhe und angenehmer Atmosphäre genossen werden. Auch ausreichende Bewegung wirkt sich positiv auf Verdauung und Peristaltik aus.

Wärmflasche und Einlauf

Wärmflaschen wirken wohltuend. Tatsächlich kann Wärme Bauchschmerzen bei Durchfall oder Verstopfung lindern.

Bei Verstopfung kann ein **Einlauf** mit körperwarmem Wasser und einer Prise Kochsalz oder ein Klistier aus 130 Milliliter Flüssigkeit helfen. Die Anwendung dient auch zur Darmreinigung. Hierbei wird die Flüssigkeit über den After in den Darm gespült. Das lässt sich mithilfe eines Pumpballs oder eines Irrigators aus der Apotheke selbst durchführen oder von Arzt, Pflegepersonal oder Heilpraktikern. Je nach Flüssigkeitsmenge werden so der Enddarm oder, über hohe Einläufe, weitere Darmabschnitte gereinigt. Einläufe verschaffen Erleichterung, wenn der Stuhl zu hart ist, Verkrampfungen lösen sich und Bauchschmerzen werden gelindert. Als Dauerlösung eignet sich dieses Vorgehen jedoch nicht, denn ein Einlauf wirkt immer auch reizend auf den Darm. Bei Darmverschluss, Erbrechen oder Bauchschmerzen, deren Ursache unklar ist, wäre vom Einlauf abzuraten. Auch Blutungen im Magen-Darm-Trakt, schwere Herzerkrankungen, überstandene Darmoperationen und Schwangerschaft mit drohender Frühgeburt sind Ausschlusskriterien.

Heilpflanzen zur Zubereitung von Tee

Tees wärmen von innen und haben somit häufig eine entkrampfende Wirkung bei Darmbeschwerden.

Fenchel hilft bei Blähungen, Völlegefühl und Krämpfen. Häufig wird er mit ähnlich wirkenden Kräutern wie **Anis** und **Kümmel** kombiniert.

Pfefferminze wirkt vor allem krampflösend und gallenflussfördernd. Außerdem besitzt sie eine antimikrobielle, antivirale und harntreibende Wirkung. Pfefferminze sollte nicht in großen Mengen getrunken werden, da sie kühlend auf den Darm wirkt und damit das Immunsystem schwächen kann.

Kamille hat eine krampflösende und entzündungshemmende Wirkung. Sie löst Blähungen und regt die Magen-Darm-Tätigkeit an. Für die Teezubereitung werden getrocknete Blütenköpfe verwendet.

Engelwurz regt aufgrund seines bitteren Geschmacks die Bildung von Magen- und Gallensäure sowie die Ausschüttung von Enzymen der Bauchspeicheldrüse an. Das fördert den Appetit und bringt die Verdauung auf Trab. Engelwurz wirkt krampflösend, gegen Völlegefühl und Blähungen und wird häufig mit anderen Heilpflanzen wie **Kümmel** oder **Pfefferminze** kombiniert.

Salbeiblätter haben eine beruhigende Wirkung bei Beschwerden im Magen-Darm-Trakt. Salbei wirkt krampflösend und desinfizierend und dank seiner Bitterstoffe auch heilsam bei Durchfallerkrankungen.

Hausmittel aus der Küche

Leinsamen und **Flohsamen, Hülsenfrüchte** wie Linsen und **Vollkornprodukte** sowie **Obst** und **Gemüse** sorgen für eine gute Darmpassage.

Gekochte **Kartoffeln,** auch kalt gegessen, enthalten resistente Stärke und lindern Entzündungen.

Fermentierte, nicht konservierte, Lebensmittel wie **Sauerkraut, Naturjoghurt, Kefir, Miso, Apfelessig, Brottrunk, Kombucha** oder **Kimchi** sorgen für eine gute Darmflora.

Haferflocken haben eine regulierende und aktivierende Wirkung auf die Verdauung sowie eine wohltuende Wirkung auf den Magen-Darm-Trakt. Schon kleine Mengen täglich reichen für den positiven Effekt. Haferflocken enthalten wertvolle Ballaststoffe, hochwertiges Eiweiß, Zink, Eisen und B-Vitamine. Haferschleim kleidet den Magen-Darm-Trakt mit einer Schutzschicht aus und ist somit gut als erste warme Mahlzeit des Tages oder als Wiederaufbau nach einem Infekt geeignet.

Bärlauch hat eine reinigende Wirkung auf den Darm. Außerdem liefert er eine Menge an Mineralstoffen, Spurenelementen und Vitaminen. Bärlauch wirkt antibakteriell und ist damit ideal geeignet, eine angeschlagene Darmflora zu regulieren: Er zerstört die schädlichen Erreger, ohne den nützlichen Darmbakterien zu schaden.

Ätherische Öle

Die Anwendung von ätherischen Ölen kann bei Verstopfungen, Krämpfen oder Blähungen für Linderung sorgen. Zur Verwendung eignen sich Extrakte aus vielen Kräutern. Aufgrund ihrer sehr hohen Konzentration sollten Pflanzenauszüge stets verdünnt werden.

Bei Verstopfung helfen diese Anwendungen:

- Mische 2–3 Tropfen ätherisches Öl mit 1 TL erwärmtem Basisöl wie Kokos-, Mandel-, Jojoba- oder Olivenöl. Diese kleine Ölmenge reicht für eine Massage im Bauchbereich: Auftropfen und sanft im Uhrzeigersinn kreisend in die Haut einreiben. Idealerweise führt man die Massage 3-mal täglich durch.

- Mische wenige Tropfen des ausgewählten ätherischen Öls in ein natürliches Körperöl oder eine Bodylotion, die du bereits zu Hause hast, und massiere mit dieser Mischung deinen Bauchbereich sanft in Uhrzeigerrichtung.
- Gib 2–4 Tropfen ätherisches Öl auf einen warmen, feuchten Waschlappen und leg ihn dir wie eine heiße Kompresse auf den Bauch.
- Inhaliere ätherische Öle mithilfe eines dafür geeigneten Inhalators. Über die Atemwege gelangen die ätherischen Öle in die Blutbahn und von dort aus auch in den Magen-Darm-Trakt, was Inhalieren zu einem geeigneten Mittel bei Darmbeschwerden macht. Dafür fülle Wasser und ätherisches Öl nach Gebrauchsanweisung des Inhalators ein. Der Vorteil bei einem speziellen Gerät liegt darin, dass nur Mund und Nase mit den ätherischen Aromen in Kontakt kommen, beim Inhalieren über einem Topf oder einer Schüssel mit heißem Wasserdampf besteht die Gefahr, dass die Augen gereizt werden.
- Ein Wannenvollbad mit 2–5 Tropfen ätherischem Öl im Badewasser sorgt für heilsame Entspannung.

Geeignete Öle sind:

Salbei hat eine desinfizierende und entzündungshemmende Wirkung.

Fenchel eignet sich zur äußerlichen Anwendung und zum Inhalieren. 2 Tropfen Fenchelöl mit 1 TL Basisöl mischen und im Uhrzeigersinn rund um den Nabel herum einmassieren. Beginne mit kleinen Kreisen, die du immer größer werden lässt.

Pfefferminze enthält Menthol, das den Kühleffekt dieses ätherischen Öls bewirkt. Pfefferminzöl wirkt entspannend und schmerzlindernd auf die Muskulatur des Magen-Darm-Trakts. Empfindliche Menschen reagieren sensibel auf Pfefferminzöl, teste deshalb die Verträglichkeit auf einer kleinen Hautfläche. Sollte sich eine Rötung oder ein Brennen einstellen, weiche auf ein anderes Öl aus. Ätherisches Pfefferminzöl bitte nie bei Säuglingen und Kleinkindern anwenden: Menthol kann zu Atembeschwerden bis hin zu Atemstillstand führen!

Ingwer eignet sich sehr gut für heiße Kompressen. Träufle 2 Tropfen ätherisches Ingweröl auf einen warmen, feuchten Waschlappen und leg ihn dir auf den Bauch. Achte auf eine moderate Temperatur. Den Waschlappen einige Minuten liegen lassen, bis er abzukühlen beginnt. Anschließend den Bauch 2–3 Minuten lang mit dem Waschlappen im Uhrzeigersinn massieren.

Lavendel wirkt prima bei Verstopfung, weil diese häufig eine Folge von Stress ist: Permanente Anspannung führt zu einer blockierten Verdauung. Ätherisches Lavendelöl sorgt für Entspannung (auch bei Einschlafstörungen). Gib zum Beispiel in dein Badewasser 2–5 Tropfen Lavendelöl. Für eine Bauchmassage mischst du 2 Tropfen Lavendelöl mit 1 TL Basisöl und massierst im Uhrzeigersinn um den Nabel herum. Beginn mit kleinen Kreisen, die du dann immer größer werden lässt.

Ätherisches **Kamillenöl** lässt sich allein oder mit ätherischem Lavendelöl gemischt verwenden. Beide Öle entspannen und entkrampfen nicht nur das Verdauungssystem, sondern beruhigen auch den Geist. Außerdem verbessern Lavendel- und Kamillenöl die Darmperistaltik und lindern Blähungen.

Je 2 Tropfen ätherisches Kamillen- und Lavendelöl mit 1 TL Basisöl mischen, auf den Bauch auftragen und sanft im Uhrzeigersinn einmassieren. Am besten 3-mal täglich.

Schüßler-Salze und Homöopathie

- Schüsslersalz Nr. 4 (Kalium chloratum D6): für die Regeneration der Darmschleimhaut
- Schüßler-Salz Nr. 7 (Magnesium phosphoricum D6): bei Verstopfung und zur Entspannung der Bauchmuskulatur
- Schüßler-Salz Nr. 8 (Natrium chloratum D6): bei Durchfall zur Regulierung des Flüssigkeitshaushalts
- Schüßler-Salz Nr. 10 (Natrium sulfuricum D6): reguliert die Darmtätigkeit und die Entgiftungsorgane und sorgt für die Ausscheidung von Schadstoffen
- Schüßler-Salz Nr. 23 (Natrium bicarbonicum D6): zur Regulierung des Säure-Basen-Haushaltes

Nimm Tabletten (1–3 Tabletten 3-mal täglich) oder Globuli (3-mal täglich 5 Globuli) einzeln ein und lass sie langsam im Mund zergehen. Die Mineralstoffe werden über die Mundschleimhaut aufgenommen.

Homöopathische Mittel in Form von Globuli

- Chamomilla recutita D6: bei Darmkrämpfen mit gelblich-grünem Durchfall und wundem Hintern (3-mal täglich 3 Globuli)
- Okoubaka D3: wenn sich Durchfall und Verstopfung abwechseln und Blähungen sowie Aufstoßen mit Übelkeit hinzukommen (3-mal täglich 5 Globuli)
- Opium D12: wenn sich aufgrund eines seelischen Ereignisses (Schreck, Scham nach Schmerzen im Stuhlgang oder als Narkosefolge) tagelang kein Stuhlgang eingestellt hat und der Bauch aufgetrieben ist (2-mal täglich 5 Globuli)
- Magnesium chloratum D12: wenn durch Ernährungsfehler, mangelnde Flüssigkeitszufuhr oder einen Infekt harter, bröckeliger Stuhlgang von hellgelber Farbe auftritt (2-mal täglich 5 Globuli)
- Acidum nitricum D12: bei lang anhaltenden Schmerzen aufgrund von Analfissuren (Einrissen am After) durch harten Stuhlgang (2-mal täglich 5 Globuli)

Eine Geschichte zum Magen: Das Roemheld-Syndrom

Eines Tages kam ein Mann mittleren Alters zu mir in die Praxis. Er war gut genährt und klagte über Kurzatmigkeit, Herzrasen und Stechen im Brustkorb. Er berichtete mir, dass sein Herz organisch in Ordnung sei. In seinem Gesicht sprangen mir die Magenzone, der Fettstoffwechsel und der Darm besonders ins Auge. Seine Nasenspitze war hell und hatte eine Kerbe, was für zu wenig Magensäure und eine Bindegewebsschwäche des Magens spricht. Menschen mit einer Bindegewebsschwäche des Magens haben einen sogenannten Langmagen: Aufgrund ihrer Anatomie ist dieses Organ etwas in die Länge gezogen, wodurch mehr Säure zur Verdauung notwendig wird. Zudem setzt das Hungergefühl schneller ein. Die Lippen meines Patienten waren etwas dunkler gefärbt und wiesen weiße Pünktchen auf, was auf eine ungesunde Darmflora hindeutet. Neben den Mundwinkeln waren leicht gelbliche Verfärbungen und Schwellungen zu sehen, Anzeichen eines gestörten Fettstoffwechsels. In Bezug auf Herz- und Lungenzeichen aber konnte ich im Gesicht nichts Auffälliges feststellen.

Ich befragte den Mann nach seinen Essgewohnheiten, da sein Oberbauch aufgebläht wirkte. Er nannte mir viele blähende Speisen: Weizenprodukte wie Nudeln und Pizza, Lebensmittel aus Kuhmilch wie Käse, Joghurt und Quark, außerdem Fruchtsäfte, Cola, Energydrinks und Süßigkeiten.

Das Gesamtbild ließ mich Folgendes vermuten: Die von blähenden Speisen geprägte Ernährung und der anatomisch bedingte Langmagen in Kombination mit der Darmproblematik behinderten einen normalen Weitertransport des Mageninhalts. In Magen und Darmtrakt sammeln sich in der Folge Gase, die Lunge und Herz nach oben drängen und die beschriebenen Beschwerden hervorrufen – ein Beschwerdebild, das nicht selten vorkommt und Roemheld-Syndrom genannt wird. An erster Stelle stand darum eine Ernährungsumstellung, während wir gleichzeitig für eine gesunde Darmflora sorgten. In Verbindung mit regelmäßiger Bewegung konnte der Patient fast »nebenbei« sein Gewicht reduzieren, nach und nach ließen Kurzatmigkeit und Herzrasen nach. Der Patient fühlte sich zunehmend erleichtert und befreit. Innerhalb von zwei Monaten war seine Kraft zurückgekehrt.

Der Magen

Der Magen (altgriechisch *gaster*, lateinisch *ventriculus)* ist ein elastischer Muskelsack, der als Zwischenspeicher für den im Mund zerkauten Speisebrei dient und damit zur Nahrungsaufnahme beiträgt. Darüber hinaus erfüllt er viele weitere Aufgaben: Der Magen knetet den Speisebrei durch und produziert pro Tag bis zu drei Liter säurehaltigen Saft und Verdauungsenzyme, die er dem Brei über Drüsen hinzufügt. Die Verdauungssäfte sind einerseits wichtig, um Mikroorganismen abzutöten, und andererseits, damit der Körper Mineralstoffe, Aminosäuren und Spurenelemente aus der Nahrung aufspalten und aufnehmen kann.

Die Magenfunktion schließt den gesamten oberen Verdauungstrakt vom Mund bis zum Leerdarm (*Jejunum*, Teil des Dünndarms) ein.

Gesichtsmerkmale

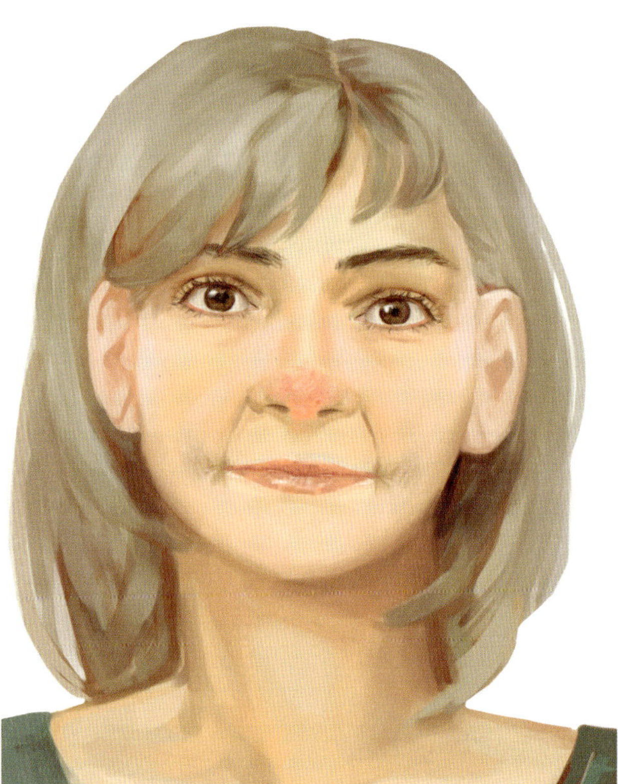

Die Nasenknolle, also das untere Nasendrittel, liefert oft wertvolle Hinweise auf den Zustand des Magens:

- Eine gerötete Nasenspitze weist auf eine Magenschleimhautentzündung hin.
- Ist der Zustand der Nasenspitze nur von flüchtiger Dauer, handelt es sich um eine nervenbedingte Angelegenheit.
- Eine weiße Nasenspitze deutet auf eine Untersäuerung des Magen hin. Weil die Nahrung nicht richtig aufgespalten wird, können zum Beispiel einige Mineralstoffe und Eisen nicht aufgenommen werden.
- Eine fleischige Nasenspitze weist auf eine Magenerweiterung hin.

- Treten rötlich-bläuliche Gefäße auf der Nasenspitze hervor, kann eine chronische Magenschleimhautentzündung vorliegen.
- Ist das Ohrläppchen dick und prall, ist dies ein Anzeichen für eine Magenerweiterung. Tritt hierzu noch eine Falte im Ohrläppchen auf, signalisiert dies eine Disposition des Magens. Fleischige Ohrläppchen und Nase zeigen uns den Genießer.

Symptome von Magenbeschwerden

Menschen, die unter Magenbeschwerden leiden, klagen oft über Schmerzen in der Magengegend oder Sodbrennen. Letzteres empfinden manche als unangenehmes Gefühl hinter dem Brustbein, andere eher wie ein starkes Brennen, verbunden mit einem Druckgefühl im Oberbauch. Oft kommt Aufstoßen dazu, mit oder ohne Säure. Appetitlosigkeit sowie Unwohlsein wie ein flaues Gefühl im Magen oder Völlegefühle treten ebenfalls häufig auf. Übelkeit bis hin zum Erbrechen weist auf eine Magenverstimmung hin. Menschen mit Magenproblemen neigen zu Mundgeruch.

Aufgrund des Meridianverlaufes können sich Magenbeschwerden unter anderem auch mit Schulter- und Kniegelenksschmerzen bemerkbar machen.

Erkrankungen des Magens

Unter **Reizmagen** versteht man ein Beschwerdebild, das mit Unwohlsein, Schmerzen im Oberbauch und Druck- oder Völlegefühl im Bereich des Magens einhergeht, obwohl organisch alles in Ordnung ist.

Bei der **Refluxkrankheit** fließt der saure Mageninhalt zurück in die Speiseröhre. Der Schließmuskel zwischen Magen und Speiseröhre, der diesen Rückfluss eigentlich verhindert, ist in diesem Fall zu schwach oder zu schlaff und die Speiseröhrenmuskulatur oftmals nicht in der Lage, den Mageninhalt wieder zurückzupressen. Reflux ist keine Seltenheit: 10 bis 20 Prozent der Bevölkerung leiden darunter.

Eine **Magenschleimhautentzündung** (Gastritis) kann verschiedene Ursachen haben: Einen gesunden Magen bedeckt eine schützende Schleimhaut. Wird diese zum Beispiel durch akute Infektionen mit Bakterien, Viren oder Schimmelpilzen, Lebensmittelvergiftungen, zu viel Nikotin, Alkohol, Kaffee sowie scharfes Essen, starken psychischen oder körperlichen Stress (Angst, Depression, schwere Verletzungen, Unfälle, Operationen, Verbrennungen, Kreislaufschock), Medikamente oder eine Strahlentherapie beschädigt, kann die Magensäure sie angreifen. Im Krankheitsverlauf werden zwei Formen unterschieden: Eine akute Gastritis tritt plötzlich und kurz auf, die chronische entwickelt sich eher schleichend und hat einen langen bis dauerhaften Verlauf. Die akute Gastritis kann in eine chronische übergehen.

Wird infolge der Erkrankung zu wenig Magensäure gebildet, kann der Mageninhalt nicht vollständig verdaut und damit Mineralstoffe nicht richtig aus der Nahrung gezogen werden. Der Speisebrei bleibt zu lange im Magen und fängt dort an zu gären, was sich negativ auf die Gesundheit des gesamten Organismus auswirkt.

Ein wichtiger Tipp, falls dir Magensäurehemmer verschrieben wurden: Diese solltest du nie direkt vor dem Essen einnehmen, denn ohne Magensäure kann im Zwölffingerdarm kein Eisen aufgenommen werden.

Das **Magengeschwür** geht auf einen Defekt in der Magenschleimhaut zurück, der entsteht, wenn das Gleichgewicht zwischen aggressiver Magensäure (Übersäuerung) und der Schutzfunktion der Magenschleimhaut gestört ist. Die häufigste Ursache ist eine chronische Magenschleimhautentzündung (Gastritis) durch das Bakterium Helicobacter pylori. Weitere Risikofaktoren, die ein Magengeschwür begünstigen, sind genetische Disposition, Durchblutungsstörungen im Magengewebe, schwere, fettreiche Ernährung und Rauchen, aber auch die Dauereinnahme bestimmter Medikamente sowie lang anhaltender Stress. Unbehandelt kann ein Magengeschwür zu Blutungen, Magendurchbruch und sogar Krebs führen. **Magenkrebs** ist eine bösartige Tumorerkrankung der Magenschleimhaut.

Einfluss auf die Psyche

Bei diesem Organ geht es um Gefühle und Aufnahmefähigkeit, aber auch um einen Ort, der alles, was wir herunterschlucken, aufbewahrt. Der Magen steht auch für den Appetit, die Welt in sich aufzunehmen und für andere sorgen zu wollen. Wenn dein Magen sich meldet, lohnt es sich, Gedanken und Ideen zuzulassen, die vielleicht in der Zukunft von Nutzen sein können. Oder es gibt Dinge, die sich nicht so gut für dich anfühlen: Der Spruch »Mir schlägt etwas auf den Magen« ist wohlbekannt und drückt die Bedeutung des Magens für unsere innere Stimmung aus.

Daraus ergeben sich folgende Fragen:

- Was kann ich nicht verdauen?
- Was fresse ich in mich hinein?
- Was liegt mir wie ein Stein im Magen?
- Warum dreht sich mir der Magen um?
- Was finde ich zum Kotzen?

Wer eine gute Magen-Energie besitzt und diese gewinnend lebt, zeigt dies durch:

- Mitgefühl
- Selbstvertrauen
- Entscheidungsfreudigkeit
- Disziplin
- Verlässlichkeit
- Zentriertheit
- Ausgeglichenheit

Wird die Magen-Energie verlierend gelebt, zeigt sich dies durch:

- Zynismus
- Selbstmitleid
- Misstrauen
- Emotional unterkühlte Beziehungen
- Beständige Sorge
- Wunsch nach Zuneigung, aber Schwierigkeiten, diese anzunehmen
- Gier nach Essen
- Schlechtes Gewissen

Dehnung für den Magen-Milz/Pankreas-Meridian

Bei dieser Übung dehnst du den Hauptmeridian für Magen und Milz/Pankreas und aktivierst den Energiefluss. Dies hat direkte Auswirkung auf die Aktivität der Organpaare. Der Magen- und der Milz/Pankreas-Meridian sind dem Element Erde zugeordnet. Somit bilden Magen und Milz/Pankreas ein Meridianpaar, dessen Funktion es ist, Energie aus der Nahrung aufzunehmen und für andere zu sorgen.

Setz dich in den Fersensitz, die Oberschenkel parallel.

Beuge dich langsam nach hinten und stütze dich auf die Hände, wenn möglich auf die Unterarme.

Verweile einige tiefe Atemzüge in dieser Stellung.

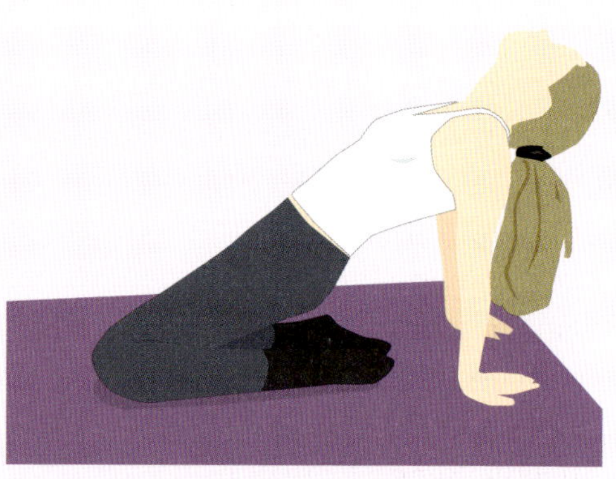

Wer sehr dehnbar ist, kann diese Übung noch steigern – mir ist aber sehr wichtig, dass du dich dabei wohlfühlst. Bitte überfordere dich nicht, denn nichts lässt sich erzwingen.

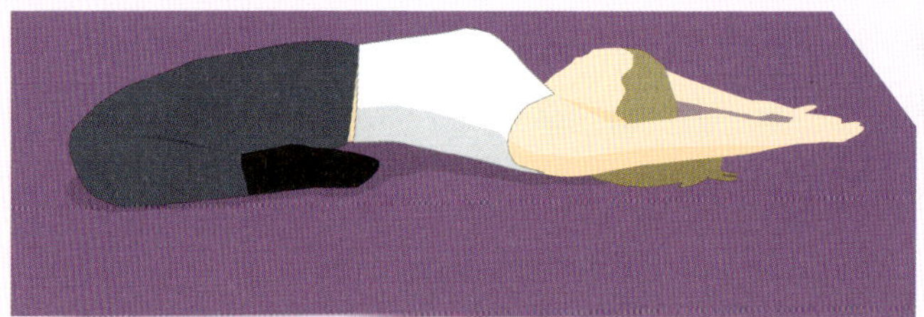

Wenn also möglich, lege dich vollständig ab. Das ist einfacher, wenn das Gesäß zwischen den Fersen auf den Boden sinkt. Bewege dafür die Fersen etwas auseinander, die Knie sollten jedoch möglichst eng zusammenbleiben. Die Arme legst du entspannt hinter dem Kopf am Boden ab. Bleib für einige Atemzüge in dieser Position.

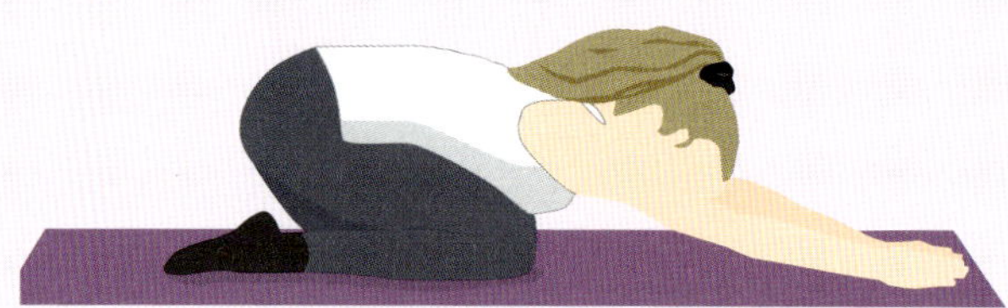

Richte dich dann auf und beuge dich zum Ausgleich aus dem Fersensitz rund nach vorne. Die Stirn berührt den Boden oder ist auf den Händen oder Fäusten abgelegt, die Arme sind nach vorne gestreckt und du atmest ganz tief in den unteren Rücken. Entspanne dich dabei.

Rezepturen

Der Verdauungsprozess beginnt im Mund, weil der Speichel Verdauungsenzyme enthält. Der Magen wird also bereits durch gründliches Kauen entlastet. Ebenso lässt sich die Magenfunktion relativ einfach über die Nahrung positiv beeinflussen: Menschen mit Magenbeschwerden sollten Nahrungsmittel wie Zucker, sehr fette Speisen, Alkohol und Geräuchertes möglichst meiden, da durch sie die Magenschleimhaut gereizt wird. Bei starken Problemen kann es sinnvoll sein, ein bis zwei Tage zu fasten. Der anschließende Nahrungsaufbau beginnt ganz langsam mit leicht verdaulicher fester Nahrung in Form von einem gedünsteten Apfel oder Brei. Bei Entzündungen hilft eine dreitägige Kartoffelkur, in der nichts anderes auf dem Speiseplan steht.

Weitere wichtige Regeln sind:

- Nimm dir Zeit fürs Essen und kaue jeden Bissen 30-mal. Iss immer nur dann, wenn du hungrig bist.
- Achte darauf, dass du dein Essen nicht zu heiß und nicht zu kalt zu dir nimmst, denn der Magen ist sehr temperaturempfindlich.
- Führe eine Darmsanierung durch: Diese wirkt sich auf den Magen als Teil des Verdauungssystems positiv aus.

Ein Tee (siehe die im Folgenden aufgeführten Heilpflanzen) wirkt oft Wunder bei Magenschmerzen oder Übelkeit.

Auch das Zwerchfell hat aufgrund der anatomischen Gegebenheiten großen Einfluss auf den Magen – es befindet sich direkt über ihm. Das Zwerchfell ist unser wichtigster Atemmuskel. Durch die beständige Bewegung mobilisiert es alle Bauchorgane, bedingt also auch eine gute Verdauung. Eine erhöhte Anspannung im Zwerchfell führt nicht nur zu oberflächlicher Atmung, sondern auch zu Sodbrennen durch Reflux. Dieser Effekt lässt sich durch gezielte Entspannungstechniken und Atemtherapie beeinflussen.

Heilpflanzen zur Zubereitung von Tee

Pfefferminze wirkt krampflösend, appetitanregend und dadurch regulierend auf den Gallenfluss.

Kümmel hat eine krampflösende Wirkung und ist gut einsetzbar bei Verdauungsbeschwerden und Blähungen.

Melisse hat eine beruhigende und krampflösende Wirkung, regt darüber hinaus den Appetit an und findet Verwendung bei nervösen Magen-Darm-Beschwerden.

Salbei wirkt entzündungshemmend und antibakteriell.

Fenchel hat einen krampflösenden Effekt und erleichtert die Verdauung.

Anis wirkt krampflösend und blähungshemmend.

Kamille hat eine besonders beruhigende Wirkung auf die Magenschleimhaut und ist ein sanfter Schmerzstiller.

Himbeerblätter helfen, getrocknet als Tee, und werden wegen ihrer zahlreichen Gerbstoffe bei Magenbeschwerden, Schleimhautentzündung und bei Durchfall verwendet.

Heilpflanzen

Leider enthält unsere Nahrung heute so gut wie keine Bitterstoffe mehr, was für unsere Gesundheit massive Folgen hat. Als Ausgleich empfiehlt es sich, 15 Minuten vor dem Essen Bitterstoffe zu sich zu nehmen, um so den Appetit anzuregen und den Magen zur Produktion von Magensäure zu animieren. So können die Nährstoffe aus der Nahrung besser aufgenommen und aufgespalten werden. **Enzian, Löwenzahn** und **Wermut** enthalten Bitterstoffe und sind bewährte Heilpflanzen, die dem Magen guttun.

Hausmittel aus der Küche

Kartoffeln gehören zu den basischen Lebensmitteln. Sie neutralisieren die Magensäure und schützen so die Magenschleimhaut. Sowohl als Kartoffelbrei als auch als Pellkartoffeln sind sie leicht verdaulich.

Leinöl hat eine stark entzündungshemmende Wirkung und kommt bei Bauchschmerzen und Durchfall zum Einsatz. Außerdem enthält es viele gesunde Fettsäuren.

Weißkohl wird zur Linderung von Magen-und Darmbeschwerden eingesetzt. Sein Saft enthält eine große Menge eines bestimmten Eiweißbausteins (Methylmethionin), der Magen und Darm vor Geschwüren schützt und die Schleimhaut repariert.

Brokkoli ist reich an Vitaminen, Mineral- und anderen Inhaltsstoffen und deshalb in vielfacher Hinsicht gesund. Bei Magenschleimhautentzündung (Gastritis) und Magengeschwüren hat Brokkoli aufgrund seiner Inhaltsstoffe eine heilende Wirkung.

Knoblauch regt die Magenschleimhäute an, verstärkt Verdauungssäfte zu produzieren, was wiederum die Verdauung fördert.

Hafer saniert, aufgekocht zu Haferschleim, den Verdauungsapparat und versorgt den Körper mit leicht verdaulichen Nährstoffen.

Karotten beziehungsweise deren Saft absorbiert überschüssige Magensäure und wirkt damit einer Übersäuerung des Magens entgegen.

Ätherische Öle

Bei Magenschleimhautentzündung lindert die folgende Ölmischung, auf den Oberbauch aufgetragen und sanft einmassiert, akute Beschwerden. Dazu die folgenden ätherischen Öle mit einem neutralen Basisöl wie Kokos-, Sonnenblumen- oder Olivenöl, gegebenenfalls auch Mandelöl, mischen (je 2 Tropfen ätherisches Öl auf 1 TL Basisöl) und am besten 3-mal täglich anwenden:

- Kamille
- Geranium

Bei Magenschmerzen und Verdauungsstörungen eines oder zwei der folgenden ätherischen Öle mit einem neutralen Basisöl mischen (je 2 Tropfen ätherisches Öl auf 1 TL Basisöl), auf den gesamten Bauch auftragen und sanft im Uhrzeigersinn einmassieren:

- Ingwer
- Kamille
- Kardamom
- Lavendel
- Majoran
- Melisse

- Salbei
- Myrrhe
- Weihrauch
- Pfefferminze
- Rosmarin

Bei Sodbrennen mischst du folgende ätherischen Öle mit einem neutralen Basisöl (je 2 Tropfen ätherisches Öl auf 1 TL Basisöl) und massierst den Magenbereich damit ein.

- Kamille
- Mandarine

Schüßler-Salze und Homöopathie

Nimm die Schüßler-Salze-Tabletten oder -Globuli einzeln ein und lasse sie langsam im Mund zergehen. Sie gelangen über die Mundschleimhaut in den Körper.

- Schüßler-Salz Nr. 3 (Ferrum phosphoricum D6): bei Magenschleimhautentzündung (1–3 Tabletten bis zu 3 mal täglich)
- Schüßler-Salz Nr. 8 (Natrium chloratum D6): lindert Entzündungen des Magens, die oft mit Sodbrennen verbunden sind (1 3 Tabletten bis zu 3-mal täglich)
- Schüßler-Salz Nr. 9 (Natrium phosphoricum D6): reguliert den Säure-Basen-Haushalt (1–3 Tabletten bis zu 3-mal täglich)

Homöopathische Mittel in Form von Globuli

- Antimonium crudum D12: bei überladenem Magen und Erbrechen ohne Besserung (2-mal täglich 3 Globuli)
- Pulsatilla pratensis D6: wenn Aufstoßen mit Übelkeit hinzukommt (3-mal täglich 5 Globuli)
- Ignatia D12: bei Brechreiz, Kloßgefühl im Hals und Bauchweh (2-mal täglich 5 Globuli)
- Nux vomica D12: bei Übelkeit, Erbrechen oder schmerzhaften Bauchkrämpfen (3-mal täglich 5 Globuli)

Eine Geschichte zur Milz: Epstein-Barr-Virus

Natascha ist 27 Jahre alt und klagt über ständige Müdigkeit. In ihrem Gesicht fallen mir Schwellungen links und rechts unter der Unterlippe auf. Auch zieht sich aus dem rechten Mundwinkel eine leichte Falte Richtung Kinn. Ihre Hautfarbe weist einen Orangestich im Wangenbereich auf, was für einen nicht ausgeheilten viralen Infekt steht. Die Schwellung und die Falte stehen für die Organe Leber und Milz.

Ich frage Natascha, ob sie eine Infektion mit Epstein-Barr gehabt habe. Diese Erkrankung ist auch als Mononukleose oder Pfeiffer'sches Drüsenfieber bekannt und äußert sich vor allem in Form einer Mandel- und Rachenentzündung mit stark geschwollenen Lymphknoten, Fieber und Abgeschlagenheit. Sie berichtet mir, dass sie diese Erkrankung vor einem Jahr überstanden habe und seither immer wieder unter extremer Müdigkeit leide. Natascha ist zwei Wochen nach ihrer Infektion wieder zur Arbeit gegangen – und genau hier liegt das Problem. Wie bei vielen anderen Viruserkrankungen verläuft auch Epstein-Barr mit mehreren Höhenpunkten. Sich vollständig auszukurieren, ist absolut notwendig, denn andernfalls kann das langfristig negative Folgen für die Gesundheit haben.

Während der akuten Erkrankung sind strenge Bettruhe und körperliche Schonung für vier bis sechs Wochen unerlässlich. Gleichzeitig braucht das Immunsystem Stärkung.

Häufig resultieren aus einer Epstein-Barr-Infektion eine Leber- und Milzschwäche, weil sich beide Organe während der Erkrankung häufig vergrößern. Nataschas Zeichen im Gesicht offenbaren diese Schwäche.

Meine Empfehlung an Natascha: drei Gänge zurückschalten, das Immunsystem stärken und mindestens dreimal in der Woche abends vor dem Schlafengehen einen Leberwickel anwenden. Außerdem rate ich ihr, warme Mahlzeiten für die Milz zu sich zu nehmen und weder Kaltgetränke noch Alkohol zu konsumieren. Weiter empfehle ich ihr Übungen zur Meridiandehnung und Shiatsu-Behandlungen zur Regeneration.

Die Milz

Die Milz, auch Splen genannt, ist beim Menschen ein etwa faustgroßes, schwammiges und weiches Organ, das etwa 150 bis 200 Gramm wiegt. Es liegt im linken Oberbauch unterhalb des Zwerchfells, hinter dem Magen und oberhalb der linken Niere.

Die Milz besteht aus einem gut durchbluteten Bindegewebsnetz, das wie ein Filter funktioniert. Alte Blutkörperchen bleiben in diesem Gewebe hängen und werden abgebaut. Sie sortiert außerdem verbrauchte Thrombozyten (Blutplättchen) und kleine Blutgerinnsel aus und baut diese ab. Die Milz ist Teil der Lymphe und gehört damit zum Immunsystem. In ihr sind Lymphozyten (eine bestimmte Art weißer Blutkörperchen) gespeichert. Diese bekämpfen Krankheitserreger wie zum Beispiel Bakterien und wehren so Infektionen ab.

Gesichtsmerkmale

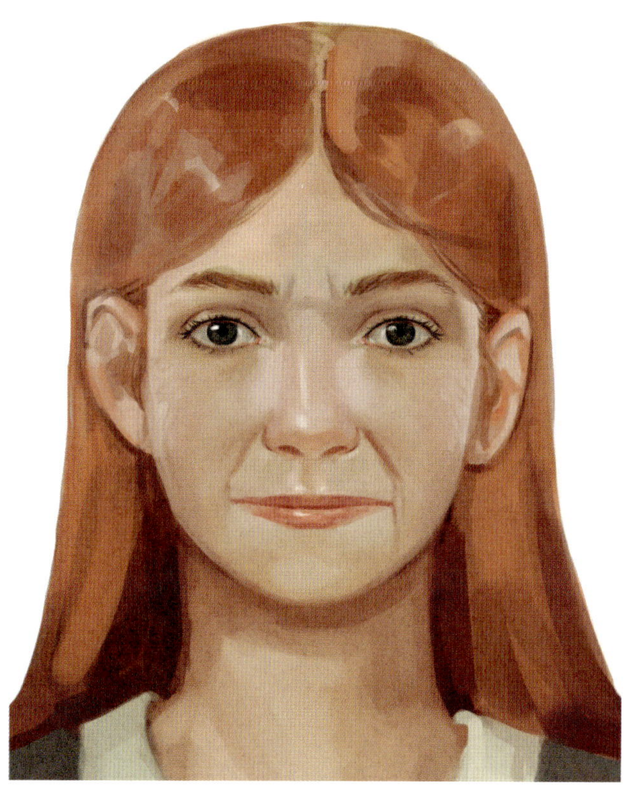

Betrachte die linke Gesichtshälfte und achte auf die Faltenbildung zwischen den Augenbrauen sowie Schwellungen links unterhalb der Unterlippe. Auch Hautblässe im Gesicht sollte dich aufmerksam machen.

- Senkrechte Falten, die aus dem Mundwinkel herabfallen (Merkel- oder Marionetten-Falten), stehen für eine gestörte Milzfunktion.
- Eine »Grübelfalte« (die sogenannte »Denkerfalte« – häufig zwei Falten zwischen den Augenbrauen) auf der linken Seite wird der Milz zugeordnet.

Symptome von Milzbeschwerden

Häufig führen ungünstige Verhaltensmuster wie zu wenig Schlaf, Stress, Überarbeitung und Ähnliches dazu, dass wir uns müde und erschöpft fühlen. Nimmt der Erschöpfungszustand aber ohne ersichtlichen Grund ungewöhnliche Ausmaße an, könnte die Ursache in einer geschwächten Milz zu finden sein. Die dadurch bedingte Müdigkeit führt zu einem gesteigerten Verlangen nach mehr Energie, was sich oft in einem ungesunden Heißhunger auf Süßes zeigt. Nicht selten wird die Nahrung schnell heruntergeschlungen: Der Körper giert geradezu nach Energie. Aufgrund des Energiemangels bewegen sich Menschen mit einer Milzschwäche meist ungern. Die Milz ist den Flüssigkeiten im Körper zugeordnet und häufig tritt bei Milzproblemen ein trockenes, klebriges Gefühl im Mund auf, ein Zeichen für einen Mangel an Verdauungssäften durch falsche Ernährungsweise. Betroffene versuchen, diesen Mangel durch vermehrte Flüssigkeitszufuhr auch bei Mahl- und Zwischenmahlzeiten auszugleichen.

Erkrankungen der Milz

Die Milz ist, wie oben bereits erwähnt, für den Flüssigkeitshaushalt im Körper verantwortlich. Flüssigkeiten werden nicht mehr richtig umgewandelt und transportiert, weshalb sie sich ansammeln und in Form von Schleim beziehungsweise Flüssigkeit im Gewebe einlagern. Solche Flüssigkeitseinlagerungen werden **Ödeme** genannt. Ein gestörter Flüssigkeitshaushalt führt häufig auch dazu, dass sich sogenannte **Zysten** bilden: Von einer Kapsel umgebene Hohlräume, die überall im Körpergewebe entstehen können. Das Innere einer Zyste besteht aus Gewebeflüssigkeit, Blut oder einer zähen Flüssigkeit wie Eiter oder Talg.

Ist das Organ direkt erkrankt, kann die Milz anschwellen. Eine solche **Milzschwellung** (Splenomegalie) wird häufig durch Infektionen oder Leukämien ausgelöst. In der Folge kann es zu einer dauerhaften **Milzvergrößerung** (Hypersplenismus) oder **-verkleinerung** (Hyposplenismus) kommen. Beides schwächt das Organ in seiner Funktion. Ist es vergrößert, arbeitet es in einer Überfunktion: Blutzellen werden vermehrt abgebaut, was zu einem Mangel führt. Eine Milzverkleinerung hingegen führt zu einer Unterfunktion des Organs, die sich negativ auf das Immunsystem auswirkt, vor allem bei Kindern und Jugendlichen.

Die Milz kann außerdem aufgrund einer Leberzirrhose (Lebererkrankung) oder einer Rechtsherzinsuffizienz gestaut werden. Verursacht das einen Blutstau, der eine Arterie verschließt, wird die Milz nicht mehr richtig mit Blut versorgt: Es kommt zum **Milzinfarkt**.

Einfluss auf die Psyche

Die Milz filtert Lebenskraft und Vitalität. Sie steht für die Quelle der Lebensfreude und ist für die Reinigung der Lebenskraft verantwortlich. Auch Abwehrfunktionen, fixe Ideen und starres Verhalten bis hin zur Sturheit können in der Milz beheimatet sein.

Wer eine gute Milz-Energie besitzt und diese gewinnend lebt, zeigt dies durch:

- Zufriedenheit
- Gleichmut
- Stabilität

Wird die Milz-Energie verlierend gelebt, zeigt sich dies durch:

- Grübeln
- Sorgen
- In Gedankenschleifen festhängen

Für die **Meridiandehnung** folge deswegen der Beschreibung im Kapitel »Der Magen« (siehe Seite 69 f.), Magen und Milz/Pankreas bilden ein Meridianpaar.

Rezepturen

Die Milz kannst du sehr gut über die Ernährung unterstützen. Sie mag keine Kälte, weshalb ihr warme, gekochte Mahlzeiten guttun. Auf kalte Getränke solltest du verzichten. Auch wenn die geschwächte Milz ein starkes Verlangen nach süßen und fettigen Nahrungsmitteln weckt, sollten genau diese vermieden werden. Halte dich lieber an »gesunde Süße« statt Zuckerkonsum: Süßkartoffeln, Kürbis, gelbe und orangefarbene Gemüsesorten bieten sie. In flüssiger Form, zum Beispiel als Suppe, eignen sich diese Gemüse in idealer Weise zur Stärkung der Milz. Milchprodukte wiederum schwächen das Organ.

Heilpflanzen zur Zubereitung für Tee

Brennnessel wirkt blutreinigend und aktiviert den Stoffwechsel. Im Aufguss 10 Minuten ziehen lassen und warm trinken.

Gundelrebe hilft bei der Ausscheidung von Giftstoffen und trägt zur Stärkung des Immunsystems bei.

Hirschzungenfarn wurde in der Hildegard-Medizin (nach Hildegard von Bingen) als »Milzheilmittel« bezeichnet; er wirkt entgiftend und blutreinigend. Im Aufguss 10 Minuten ziehen lassen und warm trinken.

Hausmittel aus der Küche

Kürbis, Süßkartoffel, Karotten, Mais enthalten natürliche Süße und sind für die Milz sehr bekömmlich.

Gelbe Zucchini kräftigen das Immunsystem, wirken entwässernd und bringen den Stoffwechsel in Schwung.

Kartoffeln wirken basisch und somit entsäuernd.

Ingwer fördert den Abtransport von Giftstoffen und beugt Blutverklumpungen vor.

Birne schwemmt Ödeme aus.

Quitte stärkt das Immunsystem, schützt die Blutgefäße und regt die Bildung von Glückshormonen an, was munter und optimistisch macht.

Zitrone tötet Bakterien ab.

Limetten regen die Entgiftung an und halten die Blutgefäße elastisch.

Orangen stärken die Abwehrkräfte.

Ananas bekämpft Bakterien und Viren, wirkt blutreinigend und wird präventiv bei Thrombosen eingesetzt.

Ätherische Öle

Bei Milzschwäche ein oder zwei der folgenden ätherischen Öle mit einem neutralen Basisöl wie Kokos , Sonnenblumen- oder Olivenöl, gegebenenfalls auch Mandelöl, mischen, im Verhältnis je 2 Tropfen ätherisches Öl auf 1 TL Basisöl. Die Ölmischung eignet sich zum Einreiben, als Kompresse auf den linken unteren Rippenbogen platziert oder auch als duftender Badezusatz.

- Zitrone
- Majoran
- wilde Orange
- Rosmarin
- Sandelholz
- Ylang Ylang
- Geranium
- Ingwer

Schüßler-Salze und Homöopathie

Schüßler-Salz Nr. 13 (Kalium arsenicosum D6): Wird zur innerlichen Anwendung bei Milzvergrößerung eingesetzt. Dafür 3- bis 6-mal täglich 1–3 Tabletten langsam auf der Zunge zergehen lassen.

Eine Geschichte zur Bauchspeicheldrüse: Diabetische Stoffwechsellage

Ein 40-jähriger Patient, Max, berichtete mir, dass er sehr frustriert sei. Gegen sein Übergewicht habe er schon mit vielen Diäten angekämpft, auch mit Basenfasten. Er litt während des Fastens sehr unter Hunger und hat sich gut mit Getränken eingedeckt. Er bewegte sich jeden Tag und hielt 14 Tage lang eisern durch – aber Gewicht verlor er nicht. In seinem Gesicht fielen mir die unreine Haut, gerötete Wangen, eine Schwellung in der Mitte unter der Unterlippe, ein Doppelkinn und Schwellungen rechts und links der Mundwinkel auf: Alles Zeichen, die auf jemand hindeuten, der an Diabetes leidet oder die Tendenz dazu hat. Hinzu kamen stark gerötete Lippen, ein Merkmal für einen entzündlichen Darm.

Wie sich herausstellte, wusste Max nicht, dass die Flüssigkeitszufuhr während des Basenfastens nur aus Wasser und ungesüßtem Tee bestehen sollte – er trank pro Tag drei Liter zuckerhaltige Getränke. »Wie kann man denn nur Wasser trinken?«, fragte er mich, »das bekomme ich nicht herunter! Das schmeckt doch nach nichts.« Ich riet ihm, einen Zitronenschnitz, eine Scheibe Ingwer oder etwas Minze in sein Trinkwasser zu legen, um es zu aromatisieren. Ich erklärte ihm, dass Limonade und Co. sich negativ auf den Blutzuckerspiegel und damit auf die Bauchspeicheldrüse und den Darm auswirken sowie den Stoffwechsel lahmlegen.

Schließlich entschied sich Max, es noch einmal mit dem Basenfasten zu probieren – diesmal unter Anleitung. Zudem nahm er auf mein Anraten hin an einer Schulung teil, die die Ernährung bei diabetischer Stoffwechsellage zum Inhalt hatte: Alle Warnhinweise, an Diabetes zu erkranken, zeigte er bereits im Gesicht.

Die Bauchspeicheldrüse

Die Bauchspeicheldrüse (Pankreas) liegt im linken Oberbauch, zwischen Magen, Milz und Leber. Sie wird vom Zwölffingerdarm umgeben und ist eine der größten Drüsen unseres Körpers. Die Bauchspeicheldrüse erfüllt zwei unterschiedliche Funktionen, die von großer Bedeutung für unseren Organismus sind: Sie stellt Verdauungsenzyme bereit, die Nährstoffe aus der Nahrung in körpereigene Substanzen umwandeln können.

Sie produziert die Hormone Insulin und Glukagon, die für die Regulation des Blutzuckerspiegels verantwortlich sind. Insulin wirkt blutzuckersenkend, Glukagon blutzuckersteigernd. So wird der Blutzuckerspiegel möglichst konstant gehalten und der Körper mit Energie versorgt.

Gesichtsmerkmale

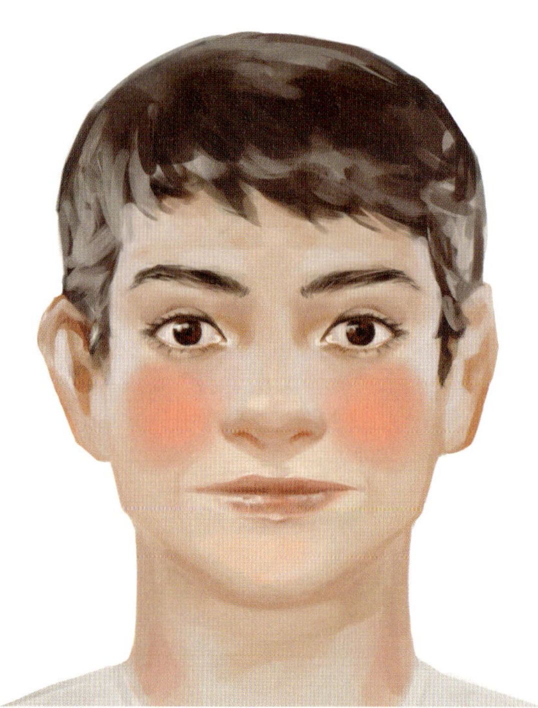

Achte auf die Mitte unterhalb der Unterlippe sowie auf die Wangen.

- Faltenbildung, Blässe oder Verfärbungen – meistens rot – sowie Schwellungen in der Mitte unterhalb der Unterlippe weisen auf eine Bauchspeicheldrüsenproblematik hin.
- Gerötete Wangen können ein Hinweis auf Diabetes sein.

Symptome von Bauchspeicheldrüsenbeschwerden

Die Symptome einer nicht richtig arbeitenden Bauchspeicheldrüse (Pankreasinsuffizienz) können vielfältig sein: Plötzlich auftretende, heftige

Oberbauchschmerzen, eventuell einhergehend mit Übelkeit, Erbrechen und Durchfällen (besonders nach dem Genuss von fetten oder schweren, kohlenhydratreichen Speisen oder Kaffee). Der Stuhlgang kann fettig-glänzend aussehen. Druckbeschwerden mit permanentem Völlegefühl im Oberbauch sind typisch. Häufig ist der Bauch nach dem Essen aufgebläht, gelegentlich wechseln sich Blähungen mit Verstopfung und Durchfall ab. Bei einer akuten Bauchspeicheldrüsenentzündung sollte man sofort eine Klinik aufsuchen: Symptome sind plötzliche starke Schmerzen, die in den Unterbauch und linken mittleren Rücken ausstrahlen, begleitet von Erbrechen und Krämpfen bis hin zu schweren Schockzuständen, die sogar bis zum Tod führen können.

Erkrankungen der Bauchspeicheldrüse

Die Zuckerkrankheit, medizinisch: **Diabetes mellitus**, ist eine krankhafte Störung des Zuckerstoffwechsels. Der Blutzuckerspiegel der Betroffenen ist dauerhaft erhöht, was mit der Zeit die Gefäße und verschiedene Organe schädigt. Man unterscheidet den Diabetes in Typ 1, 2 und 3:

Der **Typ-1**-Diabetes tritt eher in der Kindheit oder im Jugendalter auf. Die Bauchspeicheldrüse produziert nicht mehr genügend oder gar kein Insulin. Die Betroffenen müssen daher ihr Leben lang regelmäßig das Hormon Insulin spritzen, um ihren erhöhten Blutzuckerspiegel zu senken.

Der Diabetes **Typ 2** ist die häufigste Form der Zuckerkrankheit. Meist tritt er nach dem 40. Lebensjahr auf, aber immer häufiger erkranken auch stark übergewichtige Kinder und Jugendliche. Ein Rezeptorendefekt bedingt eine herabgesetzte Insulinwirkung und führt zu einer gestörten Glukoseverwertung in den Zellen, was wiederum die Insulinsekretion der Bauchspeicheldrüse stört.

Diabetes **Typ 3** beschreibt krankheitsbedingt auftretenden Diabetes, zum Beispiel als Nebenwirkung von Medikamenten, aufgrund von Alkoholmissbrauch oder eines Gendefekts.

Wenn die Bauchspeicheldrüse nicht mehr effizient arbeitet und ihre Doppelfunktion im Körper nicht mehr ausreichend erfüllen kann, spricht man von **Insuffizienz**. Ist der hormonproduzierende Teil (Endokrin) betroffen, hat das Auswirkungen auf den Blutzuckerspiegel, denn dann können Insulin und Glukagon nicht mehr richtig produziert werden. Wenn der enzymproduzierende Teil (Exokrin) betroffen ist, werden bestimmte Enzyme für die Verdauung nicht mehr in ausreichendem Maß bereitgestellt und Nährstoffe können nicht mehr umgewandelt werden. Die Folge ist eine ausgeprägte Verdauungsstörung mit Gewichtsverlust oder mangelnder Gewichtszunahme. Je nach Krankheitsbild spricht der Fachmann also von exokriner oder endokriner Pankreasinsuffizienz.

Bei der **Bauchspeicheldrüsenentzündung** (Pankreatitis) unterscheidet man zwischen der akuten und der chronischen Form. Eine akute Pankreatitis äußert sich vor allem durch starke Schmerzen im Oberbauch, die typischerweise gürtelförmig zu den Seiten und in den Rücken ausstrahlen. Gelegentlich können sie in den Brustkorb ziehen, was Assoziationen zu einem Herzinfarkt weckt. Häufig kommen Übelkeit mit Erbrechen und Fieber dazu, mitunter auch Kreislaufstörungen bis hin zum -schock. Eine akute Bauchspeicheldrüsenentzündung ist ein absoluter Notfall, Betroffene müssen sofort in die Klinik! Die chronische Bauchspeicheldrüsenentzündung hingegen entwickelt sich meist als Folge einer länger andauernden Schädigung des Organs. Beschwerden äußern sich als dauerhafte oder immer wiederkehrende Schmerzen im Oberbauch. Dazu kann es zu Verdauungsstörungen mit Durchfällen und sogenannten Fettstühlen (Ausscheidung von unverdautem Fett über den Darm) sowie zu einer Gewichtsabnahme kommen, was der zunehmende Funktionsverlust in Bezug auf die Produktion von Verdauungsenzymen bedingt.

Bauchspeicheldrüsenkrebs ist ein bösartiger Tumor der Bauchspeicheldrüse. In den meisten Fällen bleibt dieser lange unbemerkt, weil er so gut wie keine Beschwerden verursacht. Später ähneln die Symptome denen der Bauchspeicheldrüsenentzündung.

Einfluss auf die Psyche

Das Hauptthema ist die Fähigkeit, die Süße des Lebens aufzunehmen und Genuss zuzulassen. Die Bauchspeicheldrüse wird zudem mit der Selbstfindung in Verbindung gebracht, da sie uns zum Wesentlichen führt. Die Milz sucht die Balance, und um diese herzustellen und ihre Mitte zu finden, steht sie auch für die Gegensätze wie Annehmen und Abgeben, Nähe und Distanz, Krieg und Frieden.

Diabetes mellitus:

- Betroffene sehnen sich oft nach Leidenschaft oder Zärtlichkeit, können aber Liebe kaum annehmen.

Bauchspeicheldrüseninsuffizienz:

- Nachlassen der Kritikfähigkeit, inneres Aufgeben der Fähigkeit, den Dingen auf den Grund zu gehen, Mangel an Detailverständnis.

Bauchspeicheldrüsenentzündung:

- Vermeidung von Auseinandersetzungen und Selbstanalyse (häufige Vorgeschichte: Flucht in Alkohol und Fressorgien).

Hier stellt sich die Frage:

- Warum kann ich die Süße des Lebens und der Liebe nicht auf- oder annehmen?

Wer eine gute Bauchspeicheldrüsen-Energie besitzt und diese gewinnend lebt, zeigt dies auf emotionaler Ebene durch:

- Anpassungsfähigkeit
- Starke Analysefähigkeit
- Zentrierung

Wird die Bauchspeicheldrüsen-Energie verlierend gelebt, zeigt sich dies auf emotionaler Ebene durch:

- Sich übertrieben Sorgen machen
- Hang zu Perfektionismus und Besessenheit
- Intoleranz
- Emotionale Isolierung

Magen und Milz/Pankreas bilden ein Meridianpaar. Für die **Meridiandehnung** folge deswegen auch hier der Beschreibung im Kapitel »Der Magen« (siehe Seite 69 f.).

Rezepturen

Die Bauchspeicheldrüse können wir sehr gut über die Liebe und Aufmerksamkeit für uns selbst stärken. Die Einstellung zum Leben ist in diesem Fall genauso wichtig wie körperliche Aktivität.

Heilpflanzen zur Zubereitung von Tee

Ingwer regt die Bauchspeicheldrüsenfunktion für die Verdauung an.

Salbei enthält Bitterstoffe, die die Verdauung und die Bauchspeicheldrüse ankurbeln. Das Hungergefühl nimmt ab und die Insulinproduktion wird angeregt.

Rosmarin hat eine positive Wirkung auf die Verdauung im Magen-Darm-Trakt.

Grüner Tee hemmt nachweislich das Wachstum von Krebszellen in der Bauchspeicheldrüse.

Hausmittel aus der Küche

Kürbis ist reich an Vitalstoffen, die das Immunsystem kräftigen. Er verfügt über natürliche Süße und bringt den Stoffwechsel in Schwung.

Bitterstoffe dienen der Aktivierung der Verdauungsdrüsen. Folgende Nahrungsmittel sind reich an Bitterstoffen:

- **Radicchio**
- **Endiviensalat**
- **Chicorée**
- **Löwenzahn**
- **Artischocken**
- **Grapefruit**

Ätherische Öle

Zur innerlichen Anwendung: 3-mal täglich 3–4 Tropfen eines der folgenden ätherischen Öle mit 1 TL Honig in einem Glas lauwarmem Wasser oder Kräutertee auflösen.

- Eukalyptus (**nicht** bei kleinen Kindern, Epilepsie, Asthma oder Bluthochdruck anwenden!)
- Geranium
- Wacholder (**nicht** in der Schwangerschaft anwenden!)
- Zwiebel

Schüßler-Salze und Homöopathie

- Schüßler-Salz Nr. 6 (Kalium sulfuricum D12): hilft der Bauchspeicheldrüse bei der Produktion von Insulin
- Schüßler-Salz Nr. 10 (Natrium sulfuricum D6): regt die Bauchspeicheldrüse an, indem es die Ausscheidung von Verdauungssekreten fördert

Tabletten (1–3 Tabletten bis zu 3-mal täglich) oder Globuli (3-mal täglich 5 Globuli) einzeln einnehmen und langsam im Mund zergehen lassen. So werden sie über die Mundschleimhaut aufgenommen.

Homöopathische Mittel in Form von Globuli

- Nux vomica D12 bei Übelkeit, Erbrechen oder schmerzhaften Bauchkrämpfen (3-mal täglich 5 Globuli)
- Phosphorus D12 bei brennenden oder drückenden Schmerzen im Oberbauch und wenn sich Heißhunger und Appetitlosigkeit abwechseln (3-mal täglich 5 Globuli)
- China D6 bei Völlegefühl und Aufstoßen sowie bei berührungsempfindlichem Oberbauch (3-mal täglich 5 Globuli)
- Eichhornia crassipes D3 bei Gewichtsverlust, Oberbauchschmerzen und fettigem Stuhl (3-mal täglich 1 Globuli)
- Propolis D12 zur Anregung der Bauchspeicheldrüsenfunktion bei Diabetes (2-mal täglich 5 Globuli)

Eine Geschichte zum Herz: Lebensrhythmus

Ein 61-jähriger Patient war bereits wegen einer koronaren Herzerkrankung in ärztlicher Behandlung, bei der es zum Missverhältnis zwischen Sauerstoffangebot und -bedarf im Herzmuskel kommt. Dies kann zu Brustschmerzen, Herzmuskelschädigungen, Rhythmusproblemen und Herzinfarkt führen. Der Mann wollte nun von mir wissen, welche Themen ich in seinem Gesicht dazu finden und was er an seinem Leben vielleicht noch ändern könne. Neben den klassischen Herzzeichen wie Oberlidschwellungen, Gefäßzeichnungen auf den geröteten Wangen und Verästelungen in den Nasenlippenfalten nahm ich bei ihm wahr, dass er ein sehr harmoniebedürftiger Mensch war, der sich selbst zurücknahm und sehr gerne für andere da war. Er liebte den Genuss – und lebte ihn vor allem kulinarisch aus. Er war ein fleißiger Mensch, der es gewohnt war, 150 Prozent zu geben. Seine zurückgenommene Art stand im Widerspruch zu seiner inneren Unruhe.

Für den Patienten war es unglaublich wichtig, seinen eigenen Herzensrhythmus zu finden. Darauf zu achten, dass das Verhältnis von Geben und Nehmen stimmte und er sich nicht ausnutzen ließ. Er sollte lernen, sich selbst nicht nur über die Nahrungsaufnahme zu belohnen, sondern sich mit Themen zu beschäftigen, für die sein Herz brannte. Außerdem sollte er viel Bewegung an der frischen Luft in seinen Alltag integrieren.

Der Mann kommt nun regelmäßig in die Praxis, um über Shiatsu-Behandlung seine innere Balance wiederzuerlangen. Zudem stellte er seine Ernährung um und änderte einige Dinge im Alltag. Es ist nie zu spät, seine Routine zu ändern und einen anderen Weg einzuschlagen: In diesem Fall hatte das Umdenken positive Auswirkung auf die Vitalität und das allgemeine Wohlbefinden.

Das Herz

Das Herz (lateinisch *cor*, griechisch *kardia*) ist ein muskuläres Hohlorgan. Es ist die zentrale Pumpstation unseres Kreislaufs mit der Aufgabe, das Blut durch den Körper zu bewegen und ihn mit Sauerstoff und Nährstoffen zu versorgen. Das Herz ist etwa faustgroß und sitzt etwas nach links versetzt hinter dem Brustbein. Mit rhythmischen Kontraktionen pumpt es jede Minute etwa fünf Liter Blut durch den gesamten Körper – und das ein Leben lang. Damit sichert es die ausreichende Durchblutung von Organen und Gewebe. Das Herz trägt außerdem zur Regulierung des Blutdrucks bei, indem es auf Veränderungen des Blutvolumens mit mehr oder weniger Schlägen pro Minute reagiert.

Gesichtsmerkmale

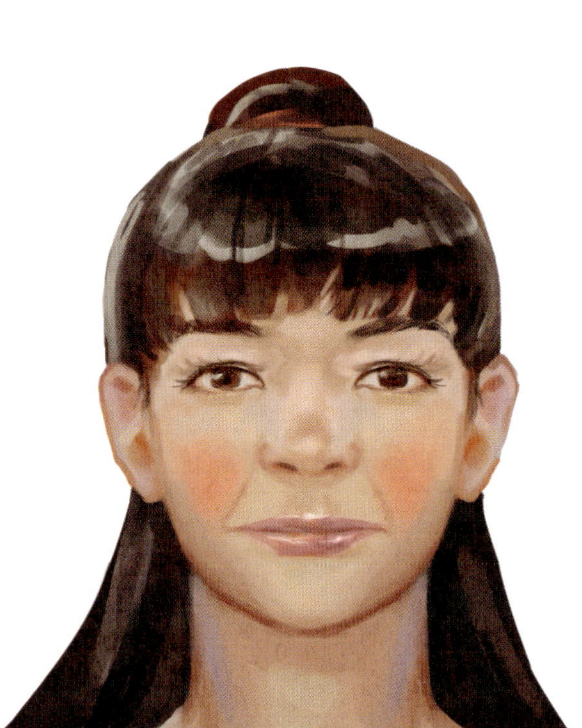

- Oberlidschwellungen weisen auf Herzstörungen hin. Häufige Oberlidschwellungen führen auf längere Sicht zum herabhängenden Gewebe der Oberlidhaut. Dieses Phänomen wird als Schlupflid bezeichnet.
- Wassereinlagerungen im Gesicht (Ödeme), meist rund um die Augen, sind Anzeichen für Herz- und Niereninsuffizienz.
- Auch gerötete Wangen können eine Herzerkrankung anzeigen, vor allem, wenn sich die Wangengefäße rot-bräunlich abzeichnen.
- Eine Kerbe am Nasensteg weist auf einen Herzfehler hin.

Symptome von Herzbeschwerden

Herzprobleme können verschiedene Symptome verursachen, zum Beispiel Schmerzen im Brustkorb, Atemnot, Leistungsabfall, Rhythmusstörungen und Schwellungen, sogenannte Ödeme. Häufig tritt bei Herzproblemen Kurzatmigkeit beim Treppensteigen auf. Weil das Herz nicht mehr in der Lage ist, den Bluttransport durch den Körper zuverlässig zu gewährleisten, staut es sich in den Gefäßen. Durch den Druck wird Flüssigkeit ins Gewebe gepresst, in der Folge kommt es zu Wassereinlagerungen (Ödemen), die meist an Beinen und Füßen auftreten. Erschöpfung und Müdigkeit sind typische Folgen von Herzproblemen, da die Versorgung des Körpers mit sauerstoffreichem Blut und Nährstoffen eingeschränkt ist. Von Herzrasen oder Herzstolpern spricht man, wenn der Herzschlag mehrmals täglich aus dem Takt gerät oder deutlich schneller schlägt als gewohnt. Brustschmerzen oder ein Engegefühl in der Brust (Angina pectoris) sind weitere Zeichen von Herzerkrankungen, speziell bei koronarer Herzkrankheit. Sie gehen typischerweise mit einem Beklemmungs- oder Angstgefühl einher. Die Schmerzen können in Arme, Nacken, Rücken, Oberbauch oder Kiefer ausstrahlen.

Erkrankungen des Herzens

Die **koronare Herzkrankheit (KHK)** löst Veränderungen der Herzkranzgefäße (Koronararterien) aus, die zu einer zunehmenden Verengung (Stenosierung) der betroffenen Arterien führen (Koronarstenose). Die koronare Herzkrankheit verläuft chronisch und geht mit Kurzatmigkeit und mehr oder weniger starken Brustschmerzen einher.

Ein **Herzinfarkt** entsteht, wenn sich ein Blutgefäß des Herzmuskels (Herzkranzarterie) verschließt. Das schneidet das Organ von der Sauerstoffversorgung ab, womit es funktionsuntüchtig wird. Ein Herzinfarkt kann lebensbedrohlich sein!

Bei einer **Herzinsuffizienz** (Herzschwäche), eine ernst zu nehmende Krankheit, ist der Herzmuskel so geschwächt, dass nur eine verminderte Blut- und Sauerstoffversorgung der Organe möglich ist.

Ein gesundes Herz schlägt in Ruhe normalerweise 60- bis 70-mal pro Minute. Bei körperlicher Anstrengung oder psychischem Stress kann sich dieser Wert altersabhängig auf bis zu 180-mal pro Minute erhöhen.

Von **Herzrhythmusstörungen** spricht man, wenn das Herz zu langsam, zu schnell oder unregelmäßig schlägt. Dies kann auch nur vorübergehend der Fall sein. Herzrhythmusstörungen müssen auf jeden Fall medizinisch abgeklärt werden.

Einfluss auf die Psyche

Das Herz wird als Sitz unserer Seele und Gefühle angesehen. In einer Zeit, in der Begriffe wie »Herzinfarkt«, »Bluthochdruck«, »Herztransplantation«, »unrhythmische Lebensweise« und »Herzlosigkeit« an der Tagesordnung sind, sollten wir diesen wertvollen Körperteil nicht nur als »Pumpe« betrachten. In Märchen und Mythen wurde über kaum ein anderes Organ so viel geschrieben wie über das Herz. Unzählige Aussagen und Symbole stehen auch im Volksmund in Verbindung mit dem Herzen: Das Herz kann »vor Freude zerspringen«, vor Angst »in die Hose rutschen« oder »bis zum Hals schlagen«. In der Liebe »verlieren« wir manchmal unser Herz, nehmen uns etwas sehr »zu Herzen« oder begegnen einem »Herzensbrecher«. Erledigen wir etwas nur »halbherzig«, sind wir nicht ganz bei der Sache, entwickeln wir wenig Mitgefühl, bezeichnen wir das als »Hartherzigkeit«. Bei Aufregung will man »seinem Herzen Luft machen«; trägt jemand »das Herz auf der Zunge«, bedeutet dies, dass er Herzensangelegenheiten an- und aussprechen kann. Wenn uns etwas schwerfällt, tun wir es »schweren Herzens«. Auch »mit dem Herzen fühlen«, »auf sein Herz hören«, »der Stimme des Herzens folgen«, etwas »beherzigen« trifft auf Menschen zu, die ihr Gefühl berücksichtigen. Jemand, der nachsichtig, gutmütig, vertrauenswürdig und hilfsbereit handelt, hat »das Herz am rechten Fleck«.

Zum Herzen können wir uns mehrere Fragen stellen:

- Höre ich zu selten auf mein Herz?
- Passen mein Herz- und mein Lebensrhythmus zusammen?
- Habe ich meine innere Mitte verloren?
- Was sind meine Herzenswünsche?

Wer eine gute Herz-Energie besitzt und diese gewinnend lebt, zeigt dies auf emotionaler Ebene durch:

- Emotionale Ruhe
- Harmonie
- Freude
- Emotionale Stabilität
- Geselligkeit
- Kommunikationsfähigkeit
- Bewusstheit und Klarheit
- Offenheit für Neues
- Liebe

Wird die Herz-Energie verlierend gelebt, zeigt sich dies auf emotionaler Ebene durch:

- Besorgtheit
- Leichte Erregbarkeit
- Übersteigerte Sentimentalität
- Überspanntheit
- Ängste
- Wechselhafte Meinungen und Launen
- Schuldgefühle
- Zwangsneurosen
- Innere Unruhe

Meridiandehnung für den Herz- und Dünndarm-Meridian

Nimm auf dem Boden Platz und bring die Fußsohlen aneinander.

Ziehe nun deine Füße so nah wie möglich an den Körper heran und umfasse mit deinen Händen die Zehen. Achte darauf, dass die kleinen Finger dabei nach unten zur Fußaußenkante zeigen.

Beuge dich mit rundem Rücken so weit nach vorne, wie es dir beschwerdefrei möglich ist. Deine Ellenbogen sollten sich nach Möglichkeit vor deinen Unterschenkeln befinden. Bleib für ein paar tiefe Atemzüge in dieser gedehnten Position, bevor du dich ausatmend langsam wieder aufrichtest.

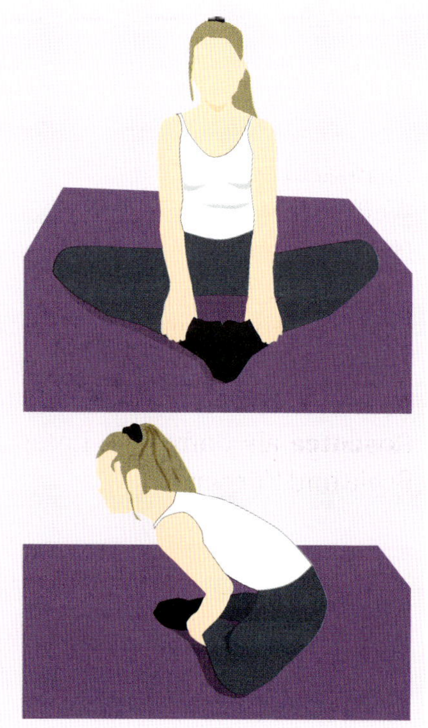

Rezepturen

Das Herz gibt unseren Lebensrhythmus vor. Also sollten wir darauf achten, dass dieser in unseren Alltag integriert ist. Am besten erreichen wir das, wenn Bewegung, Ruhe und Atmung ausgeglichen und harmonisch sind. Anspannung und Entspannung sollten sich rhythmisch abwechseln. Dauerhafter Stress schadet dem Herzen, während körperliche Bewegung fit hält. Regelmäßig die Ausdauer zu trainieren, senkt das Risiko für Herz-Kreislauf-Erkrankungen. Gemäßigte Sportarten wie Radfahren, Aquafit (Wassergymnastik), Schwimmen, Inlineskating oder Nordic Walking, bei denen du etwas ins Schwitzen kommst und der Puls ansteigt, sind ideales Kardiotraining. Außerdem solltest du auf ausreichenden Schlaf achten – und Herzenswünsche aussprechen.

Entspannung, zum Beispiel durch Yoga oder Meditation, helfen dir, zur Ruhe zu kommen.

Der Einfluss der richtigen Trinkmenge (am besten zwei Liter stilles Wasser am Tag) auf das Wohlbefinden sollte ebenfalls nicht unterschätzt werden, damit der Körper bereits vorhandene Schadstoffe schnellstmöglich wieder ausscheiden kann.

Heilpflanzen zur Zubereitung von Tee

Rosmarin stärkt den Kreislauf.
Weißdorn sorgt für eine bessere Durchblutung des Herzmuskels.
Herzgespannkraut beruhigt das Herz.
Grüner Tee beugt Ablagerungen in den Gefäßen vor und senkt somit etwas das Risiko für Herzinfarkt, Schlaganfall und Bluthochdruck.
Tee aus **Oliven- oder Lindenblättern** senkt den Blutdruck und entlastet das Herz.
Rosentee als duftendes Entspannungsprogramm ist eine Wohltat für Seele und Körper.

Hausmittel aus der Küche

Bananen enthalten Kalium. Dies wirkt blutdrucksenkend, stabilisiert den Blutkreislauf und kann so Herz-Kreislauf-Erkrankungen mindern.
Äpfel enthalten Flavonoide, die vor ungesundem Cholesterin schützen.

Knoblauch schützt die Gefäße.
Omega-3-Fettsäuren tragen zur Aufrechterhaltung einer normalen Herzfunktion bei. Diese finden wir in tierischen Produkten wie **Fleisch** und **Fisch**, in **fettem Seefisch** wie **Makrele** oder **Thunfisch**, **Rapsöl** und in **Walnüssen.**
Hülsenfrüchte, grünes Gemüse und **vor allem Vollkornprodukte** sind reich an **Vitamin B** und wichtig für ein gesundes Herz-Kreislauf-System.
Rosmarin verbessert die Durchblutung.
Oregano beruhigt.
Borretsch wirkt Nervosität entgegen.
Galgantwurzel lindert Engegefühle und Stechen im Brustbereich, die oft von starken Verdauungsstörungen herrühren.

Ätherische Öle

Zitronenöl hilft bei Bluthochdruck.
Lavendelöl entspannt.
Eukalyptus, im Diffuser versprüht, dient zum Beispiel in Kombination mit Lavendel dem allgemeinen Wohlbefinden.
Geranium eignet sich bestens für eine Massage des Herzchakras. Dafür 2 Tropfen mit 1 TL neutralem Basisöl mischen und auf der Brust auf Höhe des Herzens sanft einmassieren.
Jasmin zum Auftragen auf die Pulspunkte und hinter den Ohren. Oder wenige Tropfen in den Händen verreiben und das Aroma von den Handflächen inhalieren. Übriges Öl auf Hals, Brust oder Nacken verreiben.
Majoran wirkt muskelentspannend und eignet sich gut als Massageöl.

Schüßler-Salze und Homöopathie

Nimm Tabletten (1–3 Tabletten 3-mal täglich) oder Globuli (5 Globuli 3-mal täglich) einzeln ein und lass sie langsam im Mund zergehen. Die Mineralstoffe werden über die Mundschleimhaut aufgenommen.

Bei Bluthochdruck durch Stress und erhöhte Anspannung:

- Schüßler-Salz Nr. 7 (Magnesium phosphoricum D6)
- Schüßler-Salz Nr. 15 (Kalium jodatum D6)

Bei Bluthochdruck durch Arterienverengung (Atherosklerose):

- Schüßler-Salz Nr. 1 (Calcium fluoratum D12)
- Schüßler-Salz Nr. 15 (Kalium jodatum D6)

Oder:

- Schüßler-Salz Nr. 22 (Calcium carbonicum D6)

Bei zu niedrigem Blutdruck:

- Schüßler-Salz Nr. 3 (Ferrum phosphoricum D6)

Oder:

- Schüßler-Salz Nr. 21 (Zincum chloratum D6)

Bei Herzbeklemmungen:

- Schüßlersalz Nr. 7 (Magnesium phosphoricum D6) als »Heiße 7«; Zubereitung siehe Seite 115

Herzstörungen sollten immer ärztlich abgeklärt werden!

Homöopathische Mittel in Form von Globuli

- Aconitum D12 bei Herzenge, Schock, Aufregung (2-mal täglich 5 Globuli)
- Spartium scoparium D3 bei Rhythmusstörungen und Herzschwäche (3-mal täglich 5 Globuli)
- Kalium carbonicum D12 bei nachlassender Herzleistung (2-mal täglich 5 Globuli)

Eine Geschichte zum Dünndarm: Darmentzündung

Einer meiner Patienten im besten Alter von 50 Jahren war athletisch und kam zu einer Ernährungsberatung aufgrund von Verdauungsproblemen in die Praxis. Er berichtete, dass er zurzeit das Gefühl habe, gar nichts mehr zu vertragen. Egal, was er zu sich nehmen würde, er bekäme Blähungen, Durchfall und litt unter Übelkeit: »Es macht einfach keinen Spaß!«

Zu seinen Gewohnheiten gehörten an die sechs Tassen Kaffee am Tag, viel tierisches Eiweiß, ab und an etwas Süßes, gerne Bier und italienisches Essen wie Pizza.

Das Gesicht des Mannes war markant. Mir fiel seine Blässe auf. Seine Oberlippe war dünn und wie die Unterlippe stark gerötet. Seine Wangen durchzog eine ebenfalls gerötete, tief liegende senkrechte Falte. Seine Stirnfalten lagen etwas tiefer und wirkten wulstig, was auf einen Mineralstoffmangel hinwies: Offensichtlich konnte der Dünndarm seiner Arbeit, dem Aufnehmen von Mineralstoffen, nicht mehr nachkommen.

In diesem akuten Stadium empfahl ich dem Patienten erst einmal, sich drei Tage nur von Kartoffeln zu ernähren, um die Entzündung aus dem Körper zu befördern. Außerdem sollte er sich Myrrhe zum Kauen besorgen. Homöopathisch bekam er von mir Okoubaka D3 und das Schüßler-Salz Nummer 4 (Kalium chloratum D6), da sich dies sowohl bei Hautblässe als auch bei Dünndarmentzündung empfiehlt. Nach vier Tagen ging es dem Mann deutlich besser. Nun konnten wir an einer konkreten Ernährungsumstellung und einer Darmkur arbeiten.

Der Dünndarm

Der Dünndarm neutralisiert zunächst den aus dem Magen eintreffenden Speisebrei. Anschließend werden Fette, Eiweiße, Salze, Wasser, Kohlenhydrate, Mineralstoffe und Vitamine über Verdauungsenzyme gelöst, über die Zellen der Darmschleimhaut aufgenommen und dem Blutkreislauf zugeführt. So werden die Nährstoffe im Körper verteilt. Alles, was der Dünndarm nicht verwerten kann, wird an den Dickdarm weitergeleitet. Dieser Teil des Verdauungstraktes nimmt ungefähr neun Liter Flüssigkeit am Tag auf, eine Menge, die er nicht nur aus der Nahrung, sondern auch über Speichelflüssigkeit, Magensäure oder Verdauungssekrete aus diversen Drüsen bezieht. Der Dünndarm ist zudem ein wichtiger Bestandteil unseres Immunsystems. 80 Prozent aller Immunzellen in unserem Körper sind im Darm angesiedelt: Ohne einen gesunden Darm kann unsere Körperabwehr nicht funktionieren.

Gesichtsmerkmale

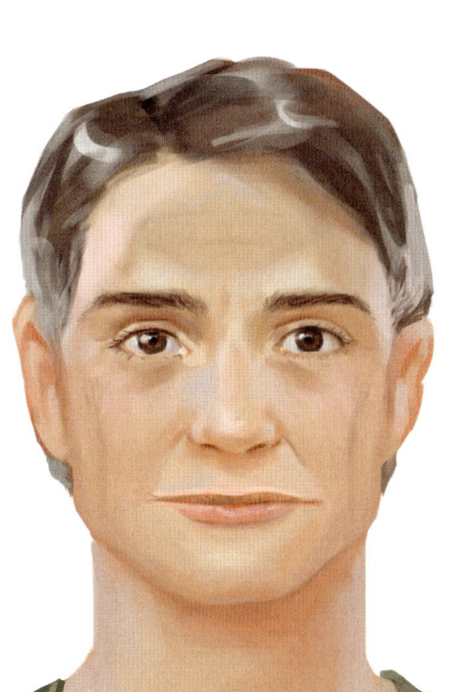

- Sieht man auf der Oberlippe auffällige senkrechte Falten, zeigen diese einen Wassermangel im Darm an.
- Helle Pünktchenbildung oder silbergrau gepuderte beziehungsweise blass getönte Lippen sind ein Zeichen für eine verminderte Fähigkeit der Schleimhaut, alle Nahrungsbestandteile vollständig resorbieren zu können. Ursache hierfür sind oftmals Medikamente. Außerdem kann dies ein Hinweis auf zu wenig Darmbakterien sein.
- Eingerissene Mundwinkel zeigen an, dass Eisen aus der Nahrung im Zwölffingerdarm nicht aufgenommen werden kann; die Folge ist Eisenmangel (Eisenanämie).

- Eine kaffeebraune Verfärbung der Lippen kann ein Anzeichen für eine chronische Darmentzündung sein.
- Eine senkrecht verlaufende Falte, die sich durch die Wange zieht und in Einzelfällen bis zum Jochbein ragt, zeigt eine Veranlagung des Dünndarms für Krankheiten an.

Symptome von Dünndarmbeschwerden

Verdauungsbeschwerden wie Völlegefühl, Übelkeit, Erbrechen, Blähungen und Durchfall oder auch Verstopfung entstehen oft ursächlich im Dünndarm. Übelkeit tritt manchmal in Kombination mit Schwindelerscheinungen und Kopfschmerzen auf, je nach Ausprägung kann es auch zum Erbrechen kommen. Typisch sind Durchfälle, denn der Körper möchte loswerden, was ihm nicht guttut. Liegt eine Dünndarminfektion vor, ist Brechdurchfall keine Seltenheit. Dünndarmbeschwerden machen sich immer wieder mit Bauchschmerzen, die in den Oberbauch ausstrahlen, bemerkbar. Manchmal kommt es zu Blähungen und einem aufgetriebenen Bauch mit gespannter Bauchdecke.

Erkrankungen des Dünndarms

Magen-Darm-Infektionen zählen weltweit zu den häufigsten Infektionskrankheiten. Die Schleimhäute des Magens und des Dünndarms sind dabei entzündet. Ursachen gibt es viele, meistens jedoch stecken Viren (zum Beispiel Noroviren, Rotaviren, Astroviren, Coronaviren, Adenoviren) oder Bakterien (zum Beispiel Campylobacter, Clostridium difficile, Salmonellen) dahinter, seltener Parasiten oder Pilze. Auch Bakteriengifte, die mit verdorbener Nahrung aufgenommen werden, können Auslöser für eine Erkrankung des Darms sein, in diesem Fall spricht man von einer **Lebensmittelvergiftung**.

Morbus Crohn ist eine chronische Entzündung des Darms, die meist schubweise verläuft. Typische Symptome sind Bauchschmerzen und starke Durchfälle.

Zöliakie oder auch **einheimische Sprue** ist eine Autoimmunerkrankung, die durch Glutenunverträglichkeit verursacht wird. Sie betrifft hauptsächlich den Dünndarm und ist im eigentlichen Sinn keine Allergie, sondern eine chronische Entzündung. Die Dünndarmschleimhaut reagiert aufgrund einer Überempfindlichkeit gegen Bestandteile von Gluten (dem sogenannten Klebereiweiß), das vor allem in den Samen vieler Getreidesorten vorkommt.

Dünndarmkarzinome sind eine selten vorkommende Krebsart. Tumore können gut- und bösartig sein, die Ursachen für ihre Entstehung sind weitgehend ungeklärt. Einige Risikofaktoren sind jedoch identifiziert, dazu gehören einige Erkrankungen des Darmtraktes. Dünndarmkarzinome verursachen meist erst im fortgeschrittenen Stadium Symptome, weshalb sie – wie viele Krebsarten – lange unentdeckt bleiben.

Einfluss auf die Psyche

Der Dünndarm steht für unsere Entscheidungen: Er muss ständig entscheiden, welche Bestandteile der Nahrung weiterverarbeitet und welche ausgeschieden werden sollen. Fehlt es an Klarheit, gelangen schädigende Substanzen hinein. Die Entscheidung über »Ja« oder »Nein« ist nicht nur eine körperliche Überlebensfrage. Unentschiedenheit entzieht uns sehr viel Energie. Deshalb benötigen wir auch emotional den Mut zu klaren Entscheidungen und Positionierungen. Ein »Nein« ist in vielen Fällen besser als ein »Vielleicht« oder »Jein«.

Hier stellen sich die folgenden Fragen:

- Scheue ich Auseinandersetzungen?
- Warum analysiere ich jedes Problem bis ins kleinste Detail?
- Bin ich überkritisch?

Wer eine gute Dünndarm-Energie besitzt und diese gewinnend lebt, zeigt dies durch:

- Positive Bewertung und Integration von Erfahrungen
- Gutes Auffassungsvermögen
- Verständnis
- Begeisterung
- Analytisches Arbeiten
- Kritikfähigkeit

Wird die Dünndarm-Energie verlierend gelebt, zeigt sich dies auf emotionaler Ebene durch:

- Entscheidungsschwäche und Zweifel
- Schwermut
- Unklarheit
- Mangelnde Kritikfähigkeit
- Existenzängste

Für die **Meridiandehnung** folge der Beschreibung im Kapitel »Das Herz« (Seite 92). Herz und Dünndarm bilden ein Meridianpaar.

Rezepturen

Eine ausgewogene Ernährung, regelmäßige Entspannung und viel Bewegung stärken den Dünndarm.

Oftmals ist weniger mehr:

- Gluten meiden
- Milchprodukte reduzieren
- Genügend Wasser ohne Kohlensäure trinken

Heilpflanzen zur Zubereitung von Tee

Anis wirkt krampflösend und blähungshemmend.
Pfefferminze wirkt krampflösend, appetitanregend und regulierend auf den Gallenfluss.
Kümmel hat eine krampflösende Wirkung und ist gut einzusetzen bei Verdauungsbeschwerden und Blähungen.
Melisse hat eine beruhigende und krampflösende Wirkung bei nervösen Magen-Darm-Beschwerden.
Salbei wirkt entzündungshemmend und antibakteriell.
Fenchel hat einen krampflösenden Effekt und erleichtert die Verdauung.
Kamille wirkt beruhigend und lindert Bauchschmerzen.
Himbeerblätter helfen bei Schleimhautentzündung und bei Durchfall.
Eichenrinde, Blutwurz, Johanniskraut und **Kalmus** lindern Durchfall.

Hausmittel aus der Küche

Kartoffeln sind basisch und wirken entzündungshemmend. Bei Pilzbesiedlung helfen eine dreitägige Kartoffelkur und das Vermeiden von Zucker.
Knoblauch hat eine desinfizierende Wirkung und stimuliert die Magenschleimhäute, Verdauungssäfte zu produzieren. So wird die Verdauung auf natürliche Weise gefördert.
Saurer Apfel, gerieben und löffelweise gegessen, beruhigt den Magen und den Darmtrakt und regt die Magensekretion an.
Karottenpüree absorbiert überschüssige Magensäure und beruhigt den Darm.
Hafer, aufgekocht zu Haferschleim, saniert den Verdauungsapparat und versorgt den Körper mit leicht verdaulichen Nährstoffen.
Leinöl hat eine stark entzündungshemmende Wirkung und wird bei Bauchschmerzen und Durchfall angewendet.

Ätherische Öle

Myrrhe hilft bei Durchfall und Entzündungen der Darmschleimhaut. Es empfiehlt sich die innerliche Anwendung, zum Beispiel durch Kauen.

Pfefferminze wirkt krampflösend auf den Magen und die Darmmuskulatur und hat eine antimikrobielle und antivirale Wirkung. Bei Erbrechen 3 Tropfen auf ein Taschentuch träufeln und das Aroma inhalieren.

Bei Verdauungsstörungen 2 Tropfen ätherisches Öl mit 1 TL neutralem Basisöl mischen (oder auch zwei Aromen in Kombination mit jeweils 2 Tropfen auf 1 TL Basisöl), auf den Bauch träufeln und sanft im Uhrzeigersinn einmassieren.

Hierfür eignen sich:

- **Ingwer**
- **Kamille**
- **Kardamom**
- **Lavendel**
- **Majoran**
- **Melisse**
- **Salbei**
- **Myrrhe**
- **Pfefferminze**
- **Rosmarin**
- **Weihrauch**

Schüßler-Salze und Homöopathie

- Schüßler-Salz Nr. 4 (Kalium chloratum D6): bei Darmentzündung
- Schüßler-Salz Nr. 24 (Arsenum jodatum D6): bei chronisch entzündlichem Darm mit Bauchkrämpfen und Durchfall
- Schüßler-Salz Nr. 3 (Ferrum phosphoricum D12): bei Blähungen und Durchfall
- Schüßler-Salz Nr. 9 (Natrium phosphoricum D6): bei Übelkeit und Erbrechen

Nimm Tabletten (1–3 Tabletten 3-mal täglich) oder Globuli (5 Globuli 3-mal täglich) einzeln ein und lass sie langsam im Mund zergehen. Die Mineralstoffe werden über die Mundschleimhaut aufgenommen.

Homöopathische Mittel in Form von Globuli

- Okoubaka D3 bei Darmentzündung, Durchfall und Blähungen (2-mal täglich 5 Globuli)
- Nux vomica D12 bei Übelkeit, Erbrechen oder schmerzhaften Bauchkrämpfen (3-mal täglich 5 Globuli)

Eine Geschichte zur Blase: Blasenentzündung

Einer Patientin, einer toughen 17-Jährigen, merkte ich an, dass sie sich nicht unterkriegen ließ – zudem hatte sie große Schwierigkeiten damit, Schwäche zu zeigen. Immer wieder kämpfte sie mit Blasenentzündungen. Ihr Gesicht wies Schwellungen unter den Augen und dazu leichte Verfärbungen in Farbtönen auf, die von Rosa bis Violett reichten. Sie hatte schöne große Augen mit langen Wimpern, was für einen sensiblen Charaktertyp spricht, der vieles aus seiner Umwelt in sich aufnimmt und eventuell überfordert davon war. Hinzu kam ihr kräftiger Kiefer: Dieses Mädchen biss sich durch. Sie ließ sich nicht gerne in die Karten schauen, war aber im Außen sehr für andere da. Da das Mädchen keine Schwäche zeigen konnte, aber sehr empathisch und mitfühlend war, übernahm ihre Blase häufig das Weinen – in Form einer Blasenentzündung. Zudem trank sie zu wenig und Ungünstiges, dazu das Sitzen auf kaltem Stein auf der Steinmauer der Schule: alles zusätzliche Herausforderungen für ihre Blase.

Bei ihr habe ich die Persönlichkeit gelesen und ihr einige Ratschläge in Bezug auf Abgrenzung, aber auch Sanftmütigkeit sich selbst gegenüber gegeben. Außerdem empfahl ich ihr, zwei Liter Wasser oder Kräutertee am Tag zu trinken, und riet ihr, die Blasen- und Nierenregion warm zu halten.

Zur Behandlung der akuten Blasenentzündung gab ich ihr Solidago (Goldrute), D-Mannose, Blasen- und Nierentee mit Riesengoldrutenkraut und Birkenblättern sowie Cantharis D6. Einige Wochen später traf ich sie wieder und sie berichtete mir, dass es ihr sehr gut ging.

Die Blase

Die Harnblase sitzt im kleinen Becken und ist ein dehnbares Hohlorgan, das den Urin speichert. Zusammen mit der Harnröhre bildet sie den unteren Harntrakt. In der Harnblase wird der Sekundärharn nach der Nierenpassage gesammelt. Die Blase kann etwa 500 Milliliter Flüssigkeit aufnehmen. Bereits bei halber Füllung steigt, durch die Dehnungsrezeptoren in der Blasenwand, der Drang, Wasser lassen zu müssen. Das maximale Fassungsvermögen ist abhängig von der Körpergröße und beträgt zwischen 900 Milliliter und 1,5 Liter.

Gesichtsmerkmale

- (Abbildung der Merkmale auf Seite 104) Blaurosafarbene Schwellungen der unteren Augenlider zeigen ein Blasenleiden an.
- Rötung, eventuell Schwellung unterhalb des Auges deuten entzündliche Prozesse an.
- Mäßig bläulich-lilafarbene Unterlidschwellungen stehen für eine Reizung oder Entzündung von Blase und Niere.

Symptome von Blasenbeschwerden

Blasenbeschwerden machen sich auf unterschiedliche Art und Weise bemerkbar. Ein ständiger Drang zum Wasserlassen mit sehr geringer Urinabgabe oder in Verbindung mit starkem Brennen sind ein klares Zeichen für eine Blasenentzündung. Auch Unterleibsschmerzen (Druck oder Krampf hinter dem Schambein) kommen in diesem Zusammenhang vor.

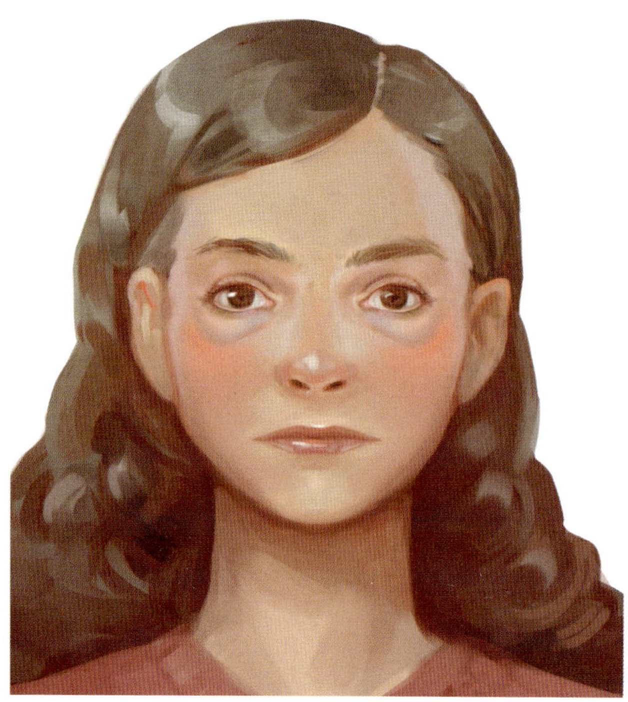

Starke Schmerzen in diesem Bereich, verbunden mit Übelkeit und Unruhe, können ein Hinweis auf ein Harnsteinleiden sein. Blutiger oder sehr dunkler Urin sollte unbedingt medizinisch abgeklärt werden.

Erkrankungen der Blase

Eine **Blasenentzündung** ist ein meist durch Bakterien ausgelöster Harnwegsinfekt, der sich durch Schmerzen, Brennen beim Wasserlassen und häufigen Harndrang bemerkbar macht.

Von einer **Blasensenkung** spricht man, wenn sich das Organ aufgrund einer schwachen Beckenbodenmuskulatur absenkt und ins Becken rutscht, was im schlimmsten Fall zu Inkontinenz führt.

Inkontinenz bedeutet, den Urin nicht mehr zuverlässig halten zu können: Häufig schaffen es Betroffene nicht rechtzeitig zur Toilette, der Urin tröpfelt nach dem Wasserlassen nach, oder bei Belastungen des Beckenbodens (wie beim Husten oder Niesen) geht Urin ab.

Ein **Blasentumor** ist eine gut- oder bösartige Veränderung des Blasengewebes. Hierzu zählt auch **Blasenkrebs**.

Einfluss auf die Psyche

Blasenprobleme deuten häufig auf Schwierigkeiten mit dem Loslassen oder auf fehlendes Vertrauen hin. Inkontinenz hingegen weist auf eine fehlende Kontrolle hin, sowohl körperlich als auch emotional. Wenn wir unsere Tränen zu lange zurückhalten, übernimmt die Blase das Weinen für uns: Man bekommt eine Blasenentzündung.

Hier stellen sich die Fragen:

- Warum fällt es mir schwer, mich von seelischem Ballast zu reinigen oder loszulassen?
- Wieso »weine ich über die Blase« (durch vermehrtes Wasserlassen)?

Wer eine gute Blasen-Energie besitzt und diese gewinnend lebt, zeigt dies auf emotionaler Ebene durch:

- Ordnungsliebe
- Vitalität
- Zielstrebigkeit
- Offensive

Wird die Blasen-Energie verlierend gelebt, zeigt sich dies auf emotionaler Ebene der Psyche durch:

- Angst
- Defensive
- Unsicherheit
- Unfähigkeit, einen klaren Standpunkt zu beziehen

Meridiandehnung für den Blasen- und den Nierenmeridian

Setze dich mit aufrechtem Oberkörper auf einer Matte oder Decke auf den Boden. Lege deine Beine lang nach vorne ab und versuche, die Kniegelenke gestreckt zu halten.

Zieh deine Arme lang über den Kopf, beuge dich langsam nach vorne und lass deine Hände in Richtung Füße ziehen. Je nachdem, wie flexibel du bist, kannst du Zehenspitzen, Knie, Oberschenkel oder Unterschenkel umfassen. Nimm die Dehnung der Beinrückseiten wahr und atme dich bewusst in diese Position hinein.

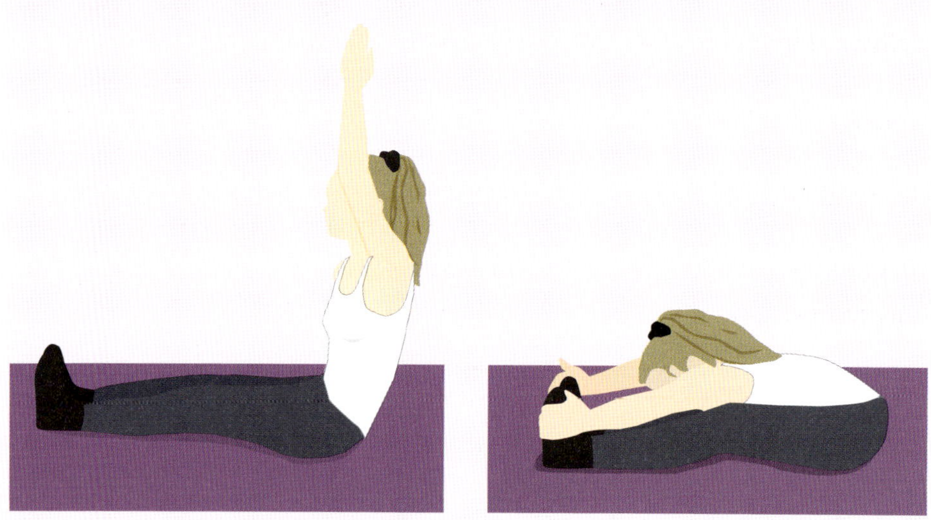

Rezepturen

Für eine gesunde Blasenfunktion ist ausreichendes Trinken wichtig, am besten stilles Wasser. Auch sollten Unterleib und Füße stets warm gehalten werden. Ein bewährtes Heilmittel für die Blase ist Solidago (Goldrute, eine Heilpflanze aus der Familie der Korbblütler). Ansteigende Sitzbäder mit Kamillenextrakt oder Heublumen tun gut. Auch Tees mit Cranberrys und Bärentraubenblättern helfen bei Blasenbeschwerden, weil sie das Organ durchspülen.

Heilpflanzen zur Zubereitung von Tee

Die folgenden Heilpflanzen haben alle eine harntreibende Wirkung und eignen sich dadurch zur Durchspülungstherapie bei bakteriellen und entzündlichen Erkrankungen der ableitenden Harnwege.

Bärentraubenblätter haben eine antibiotische Wirkung und hemmen das Bakterienwachstum in der Blase.

Brennnessel wirkt stark harntreibend, was die Verweildauer des Urins in der Blase verkürzt.

Grüner Hafer wirkt harntreibend und entzündungshemmend.

Hopfen wirkt krampflösend, antibakteriell und schmerzstillend.

Goldrute wirkt harntreibend, entzündungshemmend und krampflösend.

Birkenblätter, gemischt mit **Goldrute**, wirken entzündungshemmend und schmerzlindernd.

Kamille hat eine antibakterielle, entzündungshemmende, beruhigende und krampflösende Wirkung.

Hausmittel aus der Küche

Der Saft von **Heidelbeeren** und **Preiselbeeren** schützt die Blasenschleimhaut vor Krankheitskeimen.

Senföle können Bakterien abtöten, Infektionen bekämpfen und auch vorbeugen.

Cranberry-Honig verhindert das Andocken von Bakterien an der Blasenwand durch die keim- und entzündungshemmenden Eigenschaften beider Komponenten.

Bitterstoffe aus Kräutern wirken entzündungshemmend und können die Immunabwehr zusätzlich unterstützen.

Ätherische Öle

Eukalyptusöl lindert Entzündungen und wirkt darüber hinaus entspannend und entkrampfend.

Zur innerlichen Anwendung 4 Tropfen ätherisches Öl mit 1 TL Honig in einem Glas warmem Tee oder Wasser auflösen und 2-mal täglich trinken.

Schüßler-Salze und Homöopathie

- Schüßler-Salz Nr. 7 (Magnesium phosphoricum D6): bei Blasenentzündung mit krampfartigen Schmerzen (1–3 Tabletten 3-mal täglich)
- Schüßler-Salz Nr. 11 (Silicea D12) mit Schüßler-Salz Nr. 12 (Calcium sulfuricum D12): bei chronischer Blasenentzündung (je 1–3 Tabletten 3-mal täglich)
- Schüßler-Salz Nr. 3 (Ferrum phosphoricum D12) mit Schüßler-Salz Nr. 9 (Natrium phosphoricum D6): bei häufigem und schmerzhaftem Harnlassen und trübem Urin (je 1–3 Tabletten 3-mal täglich)

Homöopathische Mittel in Form von Globuli

- Cantharis D6 bei brennenden Schmerzen beim Wasserlassen (3-mal täglich 5 Globuli)
- Solidago D3 bei Harndrang mit dunklem Urin (2-mal täglich 5 Globuli)

Eine Geschichte zu den Nieren: Etwas geht an die Nieren

Ein 53 Jahre alter Patient arbeitete im sozialen Bereich. In seinem Job kam ihm seine empathische, einfühlsame Art und sein Gerechtigkeitssinn zugute. Er hatte die Gabe, sich in andere hineinversetzen zu können, Menschen verbrachten gern Zeit mit ihm. Er war großzügig und kümmerte sich gern, hatte aber große Schwierigkeiten, sich abzugrenzen. Er neigte dazu, das Leid anderer zu seinem eigenen zu machen, er fühlte so sehr mit, dass ihm Dinge buchstäblich an die Nieren gingen. Seine Beschwerden äußerten sich durch rasches Ermüden, starke Verunsicherung mit Angstzuständen und einem Ziehen im unteren Rückenbereich. In seinem Gesicht fiel auf, dass seine Wangen eingefallen und seine Unterlider leicht geschwollen waren. Vermehrt bildeten sich Falten.

Die Nieren entsprechen unserer Lebensenergie. Diese Organe regenerieren sich nur im Schlaf, weshalb es für jeden von uns wichtig ist, mit der Energie zu haushalten und für genug Ruhe und Entspannung zu sorgen. Für einen gesunden Schlaf ist es zudem ratsam, drei bis vier Stunden vor dem Schlafengehen nicht mehr zu essen und sich mit Dingen zu beschäftigen, die einem Freude machen. Das liefert frische Lebensenergie.

Besonders dieser Patient musste geeignete Rückzugsräume finden und lernen, sich abzugrenzen, auch mal Nein zu sagen. Sein Umfeld nahm ihm zu viel von seiner Lebensenergie. Einfacher gesagt als getan: Ich empfahl ihm, sich professionelle Hilfe bei einem Psychotherapeuten zu holen. Der Patient hat sich in der Tat Hilfe geholt – schnell verbesserte sich seine Schlafqualität und er wurde weniger von Ängsten und Sorgen geplagt. Heute führt er regelmäßig seine Meridiandehnung durch, praktiziert Yoga und malt in seiner Freizeit. Und er macht sich weniger abhängig von der Meinung anderer, auch wenn das Neinsagen ihm immer noch sehr schwerfällt.

Die Nieren

Der Mensch besitzt zwei Nieren. Diese bohnenförmigen und etwa faustgroßen Organe befinden sich rechts und links neben der Wirbelsäule, am unteren Ende des Brustkorbs. Die Nieren sind sozusagen das Klärwerk im Körper, weil sie Urin produzieren, der Abfallstoffe, Gifte wie über die Nahrung aufgenommene schädliche Substanzen, Medikamente oder Drogen ausscheidet. Die Nieren regulieren den Flüssigkeitshaushalt über ein hormonähnliches Enzym (Renin), das wiederum auf den Blutdruck einwirkt. Darüber hinaus werden in der Niere andere wichtige Hormone produziert: Erythropoetin fördert die Bildung von roten Blutkörperchen, Calcitriol reguliert die Kalziummenge im Körper. Die Nieren halten über das Blut unseren Säure-Basen-Haushalt im Gleichgewicht. Sie können selbst Zucker herstellen und abgeben, wenn sich zu wenig Zucker im Blutkreislauf befindet. Auf jeder Niere befindet sich eine pyramidenförmige Drüse: die Nebenniere. Die Nebennieren bilden verschiedene lebenswichtige Hormone, unter anderem Cortisol (relevant für den Stoffwechsel), Adrenalin und Noradrenalin (stressregulierende Hormone).

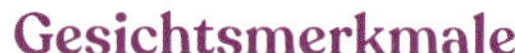

Gesichtsmerkmale

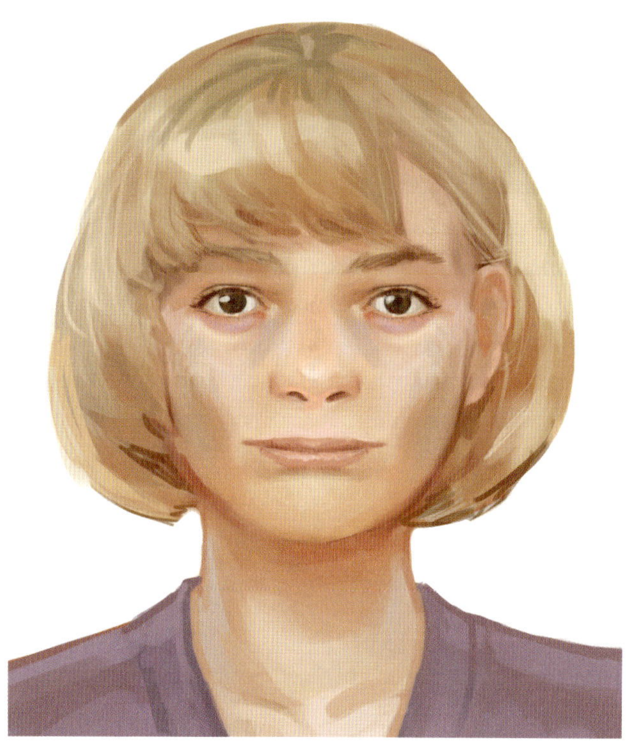

- Angeschwollene Unterlider (Tränensäcke) deuten auf eine Nierenstörung hin.
- Sind die Wangen eingefallen und gleichzeitig die Augenhöfe geschwollen, deutet dies auf eine Niereninsuffizienz hin.
- Zeigen sich senkrechte Falten vor den Ohren, so ist dies ein Zeichen dafür, dass die Person über Jahre hinweg zu wenig Wasser getrunken hat.
- Geschwächte Nieren und Nebennieren zeigen sich auch als sogenannte Pergamentfalten auf den Wangen; hier wirkt die Haut wie zerknittertes, dünnes Papier.
- Unreine Haut auf der Stirn deutet auf Nierenprobleme hin.

Symptome von Nierenbeschwerden

Nierenerkrankungen verursachen einen stechenden Flankenschmerz oder dumpfe Schmerzen im unteren Rücken. Aufgrund ihrer anatomischen Lage rechts und links der Wirbelsäule im oberen hinteren Bauchraum werden Beschwerden häufig zunächst für Rückenschmerzen gehalten. Bei Abnahme der Nierenfunktion werden vermehrt Hormone ausgeschüttet, die zu einer Engstellung der Blutgefäße führen. Das wiederum führt zu erhöhtem Blutdruck. Wassereinlagerungen im Gewebe (Ödeme), vor allem in den Beinen, entstehen, wenn der Urin nicht mehr zuverlässig über die Nieren ausgeschieden wird. Im späteren Verlauf kann sich das Wasser auch in anderen Organen ansammeln, zum Beispiel in der Lunge. Dieser Vorgang geht meist mit einer Gewichtszunahme einher. Wenn die Nieren nicht richtig funktionieren, wie bei einer Niereninsuffizienz, sind wir energiearm und ermüden schnell. Bildet die Nebenniere wenig Hormone, können Schwäche und Ermüdungszustände in Kombination mit Appetitverlust, Gewichtsabnahme sowie ein deutlich verminderter Blutdruck die Folge sein. Wird der Harnstoff nicht mehr ausgeschieden, äußerst sich das oft als Juckreiz auf der Haut. Mitunter kommt es bei Betroffenen zu mentaler Verwirrtheit. Häufig reagiert der Körper zusätzlich mit Fieber und Schüttelfrost.
Nierenbeschwerden müssen immer ärztlich abgeklärt werden.

Erkrankungen der Niere

Das Nierenbecken ist ein trichterförmiger Hohlraum, in dem sich der Urin sammelt, bevor er über den Harnleiter weiter in die Harnblase gelangt. Bei einer **Nierenbeckenentzündung** verursachen Bakterien, die meist aus der Harnröhre, der Harnblase oder dem Harnleiter aufgestiegen sind, eine Infektion.

Unter **Glomerulonephritis** versteht man eine entzündliche Erkrankung beider Nieren, bei der die Nierenfilterchen (Glomerula) betroffen sind. Bei der akut oder chronisch auftretenden Erkrankung kann die Nierenfunktion massiv beeinträchtigt sein.

Nierensteine bilden sich aus auskristallisierten Bestandteilen des Urins und können im Nierenbecken und in den ableitenden Harnwegen vorkommen. Wenn sie in den Harnleiter wandern, können die Kristalle akute

Beschwerden wie starke Krämpfe an den Flanken, begleitet von Übelkeit und Erbrechen, verursachen. In diesem Fall spricht man von einer Nierenkolik.

Bei einer **Niereninsuffizienz**, auch Nierenschwäche oder Nierenversagen genannt, funktionieren die Nieren nur noch eingeschränkt oder überhaupt nicht mehr und können ihrer Hauptaufgabe, das Blut zu filtern und zu reinigen, nicht mehr nachkommen. Überschüssiges Wasser und giftige Stoffwechselprodukte aus dem Blutstrom werden nicht mehr ausgeschieden und der Wasser- und Salzhaushalt nicht mehr reguliert. Rechtzeitig diagnostiziert, lässt sich eine chronische Niereninsuffizienz verlangsamen oder gänzlich stoppen. Ein akutes Nierenversagen ist ein lebensbedrohlicher Notfall und muss schnellstmöglich behandelt werden!

Einfluss auf die Psyche

Die Nieren repräsentieren im menschlichen Körper den Partnerschaftsbereich – schließlich haben wir zwei von ihnen. Das Auftreten von Nierenschmerzen und Nierenerkrankungen wird also immer Partnerkonflikten zugeordnet. Diese müssen nicht sexueller Natur sein: Es geht vielmehr um das Zwischenmenschliche. Wir alle kennen das Sprichwort »Mir geht etwas an die Nieren« oder etwas »auf Herz und Nieren prüfen«.

Die Niere wird in der traditionellen chinesischen Medizin häufig als die Wurzel des Lebens bezeichnet. Sie entscheidet über die Qualität des Qi, der Lebenskraft. Ist die Essenz der Lebenskraft in einem guten Zustand, so ist auch der Zustand der Niere gut. Bei reichlich vorhandener Essenz ist das Organ stark, woraus große Vitalität, sexuelle Kraft und Fruchtbarkeit resultieren. Wenn die Essenz schwach ist, ist es auch die Niere. Ein Mangel an Vitalität, sexuelle Schwäche und eventuell Unfruchtbarkeit sind die Folgen. Im übertragenen Sinne lässt sich diese Verbindung von Organ und Psyche mit einer angezündeten Kerze vergleichen: Ist das Kerzenwachs verbraucht, verblasst der Lichtschein – das Leben geht zu Ende.

Hier stellen sich die folgenden Fragen:

- Welche Partnerprobleme möchte ich nicht beleuchtet haben?
- Kann es sein, dass ich an alten Mustern festhalte, die sich immer wieder in neuen Partnerschaften wiederholen?

Wer eine gute Nieren-Energie besitzt und diese gewinnend lebt, zeigt dies auf emotionaler Ebene durch:

- Mut
- Vitalität
- Erdung
- Zielstrebigkeit
- Die Fähigkeit, Angelegenheiten vollständig zu erledigen

Wird die Nieren-Energie verlierend gelebt, zeigt sich dies auf emotionaler Ebene durch:

- Angst
- Unsicherheit und Schüchternheit
- Fehlende Erdung
- Mangelnde Entschlusskraft
- Defensives Verhalten
- Unbesonnenheit

Für die **Meridiandehnung** folge der Beschreibung im Kapitel »Die Blase« (siehe Seite 106). Blase und Niere bilden ein Meridianpaar.

Rezepturen

Die Niere regeneriert sich über Nacht und am besten, wenn der Schlaf ausreichend und erholsam ist. Daher ist wichtig:

- Ausreichend Schlaf und ein regelmäßiger Schlaf-wach-Rhythmus
- Eine angenehme, schlaffördernde Umgebung
- Drei Stunden vor dem Schlafengehen keine größeren Mengen Nahrung
- Möglichst keine koffeinhaltigen Getränke oder Alkohol vor dem Schlafengehen
- Elektrische Geräte im Schlafzimmer vermeiden

Die Nieren bleiben gesund, wenn Fersen und Flanken beziehungsweise der Rücken warm gehalten werden. Eine gute Möglichkeit ist das Einreiben dieser Stellen mit Kupfersalbe.

Heilpflanzen zur Zubereitung von Tee

Die folgenden Heilpflanzen zeichnet eine harntreibende Wirkung aus, weshalb sie sich bestens zur Durchspülungstherapie bei bakteriellen und entzündlichen Erkrankungen der ableitenden Harnwege eignen. Lass dich zu Dosierung und Zubereitung vom Apotheker deines Vertrauens beraten.

- **Brennnessel**
- **Löwenzahn**
- **Schachtelhalmkraut**
- **Birkenblätter**
- **Hauhechelwurzel**
- **Ackerschachtelhalm**
- **Bärentraubenblätter**
- **Goldrute**

Hausmittel aus der Küche

Mit folgenden Nahrungsmitteln lässt sich die Nierenfunktion auf natürliche Weise unterstützen:

Petersilie wirkt harntreibend, wodurch Bakterien besser ausgespült werden können.
Liebstöckel wirkt entzündungshemmend und gleichzeitig harntreibend.
Kapuzinerkresse wirkt entzündungshemmend.
Knoblauch unterstützt die Nieren beim Ausspülen von Giftstoffen.
Zwiebeln reinigen die Nieren und wirken Nierensteinen entgegen.
Ingwer wirkt entzündungshemmend und wärmt.
Apfel unterstützt die Nierenfunktion durch seine cholesterinsenkende und blutzuckerregulierende Wirkung.
Spargel hat harntreibende Wirkung.

Ätherische Öle

Zur innerlichen Anwendung: 3-mal täglich bis zu 3 Tropfen ätherisches Öl mit 1 TL Honig in einem Glas mit lauwarmem Wasser oder Kräutertee auflösen.

Zum Einreiben: 2 Tropfen ätherisches Öl (nach Belieben auch zwei Öle in Kombination) mit 1 TL neutralen Basisöl (zum Beispiel Mandelöl) mischen und damit die Flanken und den unteren Rücken sanft massieren.

Für ein Vollbad: 5 Tropfen ätherisches Öl ins Badewasser träufeln.

Für Kompressen: 2–4 Tropfen ätherisches Öl auf einen warmen, feuchten Waschlappen träufeln und diesen auf die Nierengegend legen, solange er warm ist.

- **Kiefernnadel** ist antiseptisch und entzündungshemmend; zum Massieren, zur innerlichen Anwendung oder als Kompresse.
- **Eukalyptus** wirkt entzündungshemmend und entkrampfend; zum Massieren, zur innerlichen Anwendung oder als Kompresse.
- **Wacholder** wirkt stauungslösend und lymphflussanregend; zum Massieren oder als Kompresse.
- **Lavendel** beruhigt; als Vollbad.

Schüßler-Salze und Homöopathie

- Schüßler-Salz Nr. 10 (Natrium sulfuricum D6): bei Nierenschmerzen und Nierenentzündung (1–3 Tabletten 3-mal täglich)
- Schüßler-Salz Nr. 4 (Kalium chloratum D6): bei Nierenfunktionsstörung mit Schüßler-Salz Nr. 19 (Cuprum arsenicosum D6) kombinieren (je 1–3 Tabletten 3-mal täglich)
- Schüßler-Salz Nr. 3 (Ferrum phosphoricum D12) mit Schüßler-Salz Nr. 4 (Kalium chloratum D6)
- Schüßler-Salz Nr. 7 (Magnesium phosphoricum D6) als »Heiße 7« bei Nierenkoliken

Anleitung für die Heiße 7:

Für dieses wirkungsvolle Getränk löst du 7–10 Tabletten Schüßler-Salz Nr. 7 in kurz gekochtem, heißem Wasser auf und trinkst es noch warm schluckweise. Die »Heiße 7« lindert Schmerzen und Krämpfe.

Homöopathische Mittel in Form von Globuli

- Apis mellifica D6: bei Nierenschwäche mit Wassereinlagerung im Gewebe (3-mal täglich 5 Globuli)
- Cuprum metallicum D12: bei Nierenschwäche mit Muskelkrämpfen (2-mal täglich 5 Globuli)
- Phosphorus D12: bei Nierenentzündungen, Nierensteinen mit Schwächegefühl und schneller Erschöpfung (2-mal täglich 5 Globuli)

Achtung: Nierenschmerzen immer ärztlich abklären lassen!

Eine Geschichte zur Leber: Die Müdigkeit der Leber

Eine 27-jährige Patientin klagte über andauernde Müdigkeit nach einer überstandenen starken Grippeinfektion, Appetitlosigkeit und Juckreiz der Haut. In ihrem Gesicht fielen mir neben einer leicht gelblichen Verfärbung der Skleren (Augenweiß) auch Schwellungen unter den Mundwinkeln auf. Außerdem hatte sie eine stark gerötete Zunge und rote Handflächen: Alle Anzeichen deuteten auf die Leber hin. Im Volksmund sagt man: »Die Krankheit der Leber ist ihre Müdigkeit.« Ich erklärte ihr, dass ihre Leber gerade unter Stress stehe, zum Glück aber ein sehr regenerationsfreudiges Organ sei. Um diesen Prozess anzuregen, empfahl ich meiner Patientin, der Müdigkeit nachzugeben und Bettruhe zu halten. Außerdem sollte sie Alkohol ebenso strikt meiden wie Genussmittel, die die Leber belasten. Mein Ratschlag: fettarmes Essen, abends einen Leberwickel machen und Leber-Galle-Tee trinken. Darüber hinaus schickte ich meine Patientin zum Arzt, um eine Virushepatitis auszuschließen.

Die Leber

Die Leber (griechisch *hepar*) ist unser größtes Stoffwechselorgan. Sie liegt im rechten Teil des Oberbauchs direkt unter dem Zwerchfell und reicht bis in den linken Oberbauchbereich hinein. Die Leber verwertet die von den Verdauungssäften des Magens, der Bauchspeicheldrüse, der Galle und des Darms gelösten Nahrungsbestandteile und wandelt sie in neue Energie und Substanzen um, die der Stoffwechsel zur Regeneration und zum Aufbau von Körperzellen benötigt. Die Leber produziert lebenswichtige Proteine, darunter auch Faktoren für die Blutgerinnung. Damit ist sie maßgeblich an unserem Fett-, Eiweiß- und Zuckerstoffwechsel beteiligt. Die Leber ist unser Hauptentgiftungsorgan. Sie spielt die zentrale Rolle im Abbau von Stoffen, die den Körper belasten oder die nicht mehr benötigt werden. Dazu zählen unter anderem Umweltgifte, Medikamente, Stoffwechselendprodukte und Hormone.

Gesichtsmerkmale

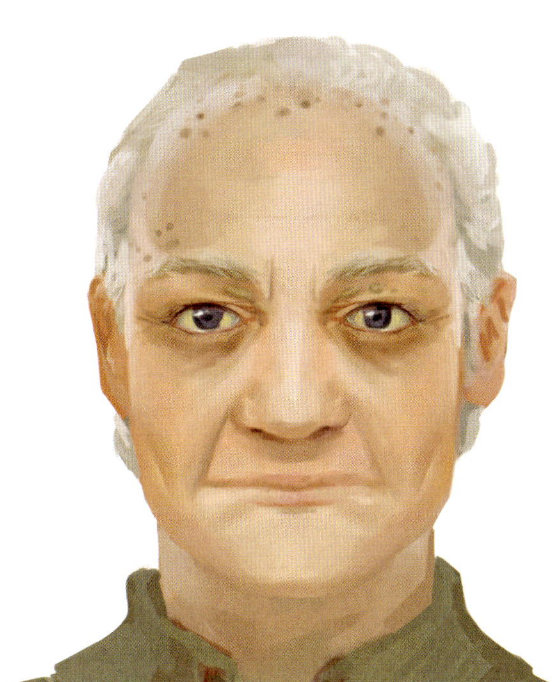

Achte auf Faltenbildung, Verfärbungen und Schwellungen.

- Ist die rechte Nasenlippenfalte tiefer ausgeprägt als die linke, deutet dies eine Disposition der Leber an.
- Eine Gelbfärbung der Gesichtshaut sowie eine Gelbfärbung des Augenweiß (Sklera) sind Hinweise auf eine Leberentzündung (Hepatitis) oder eine Gelbsucht (Ikterus) durch Gallenstau.
- Braune Flecken am Haaransatz zeigen sich bei Leberbelastung, ebenso wie zwei Steilfalten an der Nasenwurzel.

- Eine starke Schwellung unterhalb der Unterlippe deutet auf eine Leberbelastung hin.
- Xanthelasmen sind gelbliche oder weiße Ablagerungen in der Nähe der Augenlider. Sie bestehen aus nicht abgebauten Fetten (Cholesterin, Lipide) und verraten oft ein Leber- oder Gallenleiden (besonders bei Fettleber), treten aber auch bei Zuckerkrankheit und Unterfunktion der Schilddrüse sowie Alkoholkrankheit auf. Die Leberfunktion ist in jedem Fall geschwächt.

Symptome von Leberbeschwerden

Leberprobleme können eine Gelbfärbung der Haut (Ikterus) und des Augenweiß (Sklera) bedingen. Durch die Einlagerung von Gallensäure in der Haut entsteht nicht nur der gelbe Farbton, häufig verursacht sie auch einen unangenehmen Juckreiz. Wenn es der Leber nicht gut geht, reagiert sie mit Müdigkeit. Häufig tritt ein Druckgefühl im rechten Oberbauch auf. Da die Leber unmittelbar an der Verstoffwechselung der Nahrung beteiligt ist, können bei einer Störung auch Verdauungsbeschwerden auftreten. Dazu gehören Völlegefühl, Blähungen, Übelkeit und Erbrechen, was wiederum zu Appetitverlust führt. Durch den gestörten Fettstoffwechsel kommen mitunter sogenannte Fettstühle vor (siehe Seite 84).

Erkrankungen der Leber

Die **Fettleber** ist eine der häufigsten Erkrankung der Leber. Sie entsteht durch Einlagerung von Fetten (Triglyzeriden) in den Leberzellen (Hepatozyten), bedingt zum Beispiel durch Überernährung. Aber auch Alkohol- oder Medikamentenmissbrauch, Toxine und andere Gifte, Diabetes, Eiweißmangel oder genetische Defekte können zur Fettleber führen.

Eine Entzündung der Leber bezeichnet man als **Hepatitis**. Oft tritt sie als Folge anderer Erkrankungen wie dem metabolischen Syndrom als sogenannte Begleithepatitis auf. Je nach zeitlichem Verlauf unterscheidet man zwischen einer akuten Hepatitis, die innerhalb von etwa sechs Monaten ausheilt, und der lang anhaltenden chronischen Form.

Die **Leberzirrhose** bezeichnet das Endstadium fast aller chronischen Lebererkrankungen. Dieses Stadium gilt als irreversibel, also nicht rückgängig machbar, auch wenn einzelne Berichte über Heilungen existieren. Eine Zirrhose entwickelt sich über einen sehr langen Zeitraum, meist über Jahre oder Jahrzehnte hinweg. Dabei wird das regenerationsfähige Lebergewebe zerstört und durch knotiges Bindegewebe ersetzt. In Europa sind Alkoholmissbrauch, nichtalkoholische Fettleber und chronische Virushepatitis die häufigsten Ursachen einer Leberzirrhose.

Unter einer **Leberinsuffizienz** versteht man eine Einschränkung der Stoffwechselfunktionen der Leber, bei der es zur Abnahme oder sogar zum Versagen mehrerer oder aller Leberfunktionen kommt. Die Leberinsuffizienz ist somit das Resultat von Erkrankungen oder Schädigungen an Organen, die an der Stoffwechselfunktion der Leber beteiligt sind.

Lebermetastasen sind Tochtergeschwulste in der Leber, die von einer außerhalb der Leber ausgehenden Krebserkrankung resultieren, zum Beispiel Darmkrebs, Lungenkrebs oder anderen bösartigen Tumoren. **Leberkarzinome** sind bösartige Entartungen von Leberzellen, die sich in Tumore umwandeln.

Einfluss auf die Psyche

Die Leber wird als Organ der Wandlung, Veränderung und Erneuerung betrachtet. Sie steht für Sinnhaftigkeit, Sucht und Suche danach, das rechte Maß und den Sinn des Lebens zu finden. Sie gilt als Befehlshaberin und ist für Überlegungen und Pläne zuständig.

Schwächen in der Abgrenzung auf psychischer Ebene finden sich in der Unfähigkeit, Nein zu sagen. Sie wird als Ursprung der hitzig wirkenden Galle angesehen – der Choleriker »spuckt Gift und Galle«.

Daraus ergeben sich folgende Fragen:

- Wie gehe ich mit meinem Leben um?
- Halte ich noch richtig Maß?
- Warum bin ich nicht mehr auf der Suche, sondern in der Sucht verhaftet?
- Welche Laus ist mir über die Leber gelaufen?
- Kann es sein, dass ich Gefühle runterschlucke und Wut anstaue?

Wer eine gute Leber-Energie besitzt und diese gewinnend lebt, zeigt dies auf emotionaler Ebene durch:

- Zielorientiertheit
- Zukunftsvisionen
- Flexibilität (im Denken)
- Geduld
- Humor

Wird die Leber-Energie verlierend gelebt, zeigt sich dies auf emotionaler Ebene durch:

- Schlechte Laune
- Zorn und Wut
- Wutausbrüche/cholerische Anfälle
- Ärger und Ekel (»sich gelb und grün ärgern«)
- Mangelnde Anpassungsfähigkeit (Arroganz und Rechthaberei)
- Stumpfheit im Denken
- Depression, Melancholie

Meridiandehnung für den Leber- und den Gallenblasen-Meridian

Diese Übung dehnt den Leber- und den Gallenblasen-Meridian und aktiviert den Energiefluss, was eine direkte Auswirkung auf die Aktivität dieses Organpaars hat. Der Leber- und der Gallenblasen-Meridian sind dem Element Holz zugeordnet.

Setze dich in die Grätsche auf den Boden und versuche, die Kniegelenke so gut es geht zu strecken.

Strecke deinen rechten Arm lang über den Kopf und beuge den Oberkörper über deine linke Seite. Achte darauf, dass die Hüfte sich nicht nach links dreht, sondern zur rechten Seite ausgerichtet bleibt.

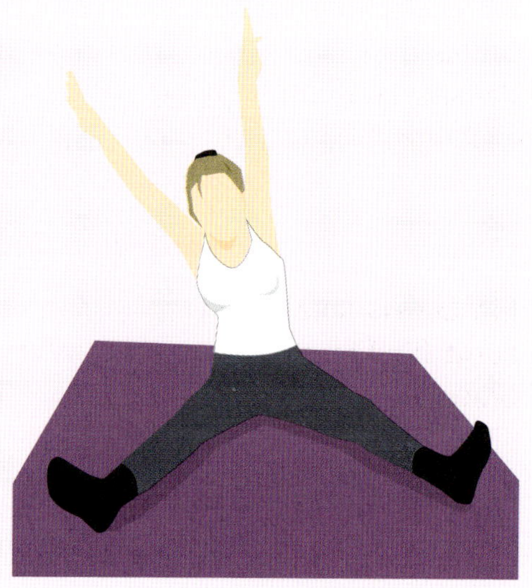

Dein Arm folgt der Bewegung, indem er sich sanft über dem Kopf nach links bewegt.

In dieser Position atmest du mehrmals tief in die gestreckte Seite ein und aus und richtest dich mit einer Einatmung wieder auf.

Jetzt wiederholst du die Übung zur anderen Seite, indem du den Oberkörper nach rechts beugst und den linken Arm über den Kopf lang ziehst. Atme dabei ruhig und gleichmäßig in die Dehnung, komme mit einer Einatmung zurück zur Mitte.

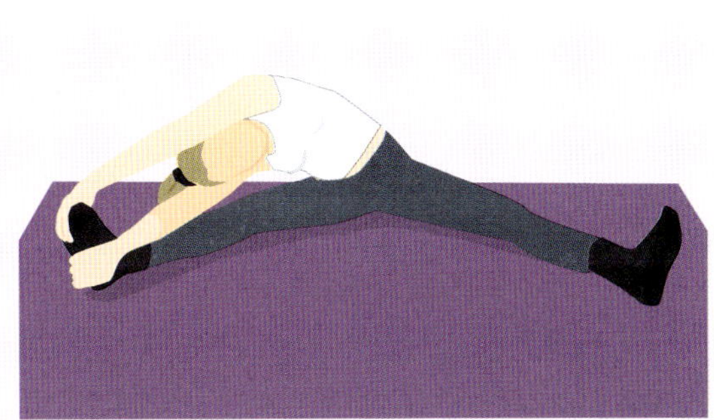

Rezepturen

Für die Leber hat, wenn überhaupt, dann gemäßigter Alkoholkonsum oberste Priorität. Auch Genussmittel, die übermäßig viel Zucker oder Fett enthalten, sollte man nach Möglichkeit vermeiden. Eine einerseits vitamin- und mineralstoffreiche, andererseits fettarme Ernährung hingegen stärkt das Organ, ebenso sollten Bitterstoffe in der Nahrung vorkommen. Auf Stress reagiert die Leber schnell mit Anspannung, weswegen Entspannungstechniken und Leberwickel gute Möglichkeiten zur Entlastung sind. Prinzipiell hat jede Form von Stressreduktion (durch Pausen, autogenes Training et cetera) positive Auswirkungen auf dieses wichtige Organ.

Entspannungstechniken und Wickel

Ein Leberwickel am Abend, etwa 20 Minuten vor dem Schlafengehen, sorgt für Entspannung und fördert die Regeneration der Leber. Dafür brauchst du Folgendes:

- eine Wärmflasche,
- ein kleines Handtuch oder einen Waschlappen,
- ein großes Handtuch.

Die Anwendung ist einfach:

- Zunächst kochst du Wasser für die Wärmflasche. Lass es etwa 10 Minuten abkühlen, bevor du es einfüllst, sonst könnte der Leberwickel zu heiß sein.
- Befeuchte das kleine Handtuch oder den Waschlappen mit heißem Wasser, lass es kurz abkühlen und wringe es anschließend aus, bis es nicht mehr tropft.
- Lege dich bequem auf den Rücken und platziere das feuchte Handtuch auf deinem rechten Oberbauch, dorthin, wo sich die Leber befindet.
- Nun legst du die Wärmflasche auf das feuchte Handtuch und umwickelst den Oberbauch möglichst fest und luftdicht mit dem großen Handtuch.
- Decke dich am besten mit einer warmen Wolldecke oder Bettdecke zu: Nun heißt es entspannen und den Leberwickel 20 bis 30 Minuten wirken lassen. Anschließend am besten ab ins Bett.

Heilpflanzen zur Zubereitung von Tee

Je nach Sorte hat Tee eine beruhigende oder anregende Wirkung auf die Leber. Bei Leberbeschwerden hilft es, folgende Heilpflanzen kochend heiß aufzubrühen und ein bis zwei Tassen davon am Tag zu trinken.

Mariendistel bei Vergiftungen der Leber und Leberzirrhose.

Schafgarbe bei Leberbeschwerden und Beschwerden im Oberbauch, die von zu geringem Gallenfluss herrühren.

Artischocke sorgt für Erleichterung bei einer Funktionsstörung der Leber und Galle.

Tausendgüldenkraut bei Störungen von Leber und Galle.

Wegwartenwurzel ist die »Freundin der Leber«. Sie besitzt kräftig wirkende Bitterstoffe und wirkt anregend auf Leber und Galle. So beeinflusst sie die Verdauung positiv.

Hausmittel aus der Küche

- **Bitterstoffe** in Nahrungsmitteln entlasten ebenfalls die Leber. **Artischocken, Chicorée, Endiviensalat, Löwenzahn, Radicchio** und **Salbei** enthalten reichlich davon.
- **Brunnenkresse** ist stoffwechselfördernd, regt die Blutbildung an und stärkt die Funktion von Leber und Gallenblase.
- **Dunkle Schokolade** senkt aufgrund ihres hohen Kakaogehaltes bei mäßigem Konsum nicht nur den Blutdruck, sondern hat auch eine positive Wirkung auf die Leber (zum Beispiel bei einer Leberzirrhose).
- **Spargel** reguliert den Flüssigkeitshaushalt und entlastet dadurch die überanstrengte Leber bei ihrer Entgiftungsarbeit.

Ätherische Öle

Zur innerlichen Anwendung: 3-mal täglich bis zu 3 Tropfen mit 1 TL Honig in einem Glas lauwarmem Wasser oder Kräutertee verrühren.

- **Lemongras** bei Müdigkeit, Stress und schlechten Cholesterinwerten
- **Fenchel** bei Bauchweh mit Blähungen
- **Arnikawurzel** bei Völlegefühl (3-mal täglich 5 Tropfen)

Schüßler-Salze und Homöopathie

Bei Fettleber und Leberfunktionsschwäche:

- Schüßler-Salz Nr. 6 (Kalium sulfuricum D6)
- Schüßler-Salz Nr. 13 (Kalium arsenicosum D6)
- Schüßler-Salz Nr. 17 (Manganum sulfuricum D6)

Bei Leberentzündung (Hepatitis):

- Schüßler-Salz Nr. 3 (Ferrum phosphoricum D6)
- Schüßler-Salz Nr. 4 (Kalium chloratum D6)
- Schüßler-Salz Nr. 10 (Natrium sulfuricum D6)

Bei Leberzirrhose:

- Schüßler-Salz Nr. 6 (Kalium sulfuricum D6/D3)
- Schüßler-Salz Nr. 10 (Natrium sulfuricum D6)
- Schüßler-Salz Nr. 18 (Calcium sulfuratum D6)

Nimm Tabletten (1–3 Tabletten 3-mal täglich) oder Globuli (3-mal täglich 5 Globuli) einzeln ein und lass sie langsam im Mund zergehen. Die Mineralstoffe werden über die Mundschleimhaut aufgenommen.

Homöopathische Mittel in Form von Globuli

- Phosphorus D12: bei Leberfunktionsstörung und Fettleber in Kombination mit Durchfall (3-mal täglich 5 Globuli)
- Lycopodium D12: bei Leber- und Gallenblasenstörung (3-mal täglich 5 Globuli)
- Eichhornia crassipes D3: bei wiederkehrenden Entzündungen der Leber mit abwechselnd Völlegefühl und Übelkeit oder sogenanntem Fettstuhl (3-mal täglich 1 Globuli)

Eine Geschichte zur Gallenblase: Ärger und Gallensteine

Gallensteine sind eine fiese Sache, sobald sie anfangen, Ärger zu machen. Frauen haben etwa doppelt so häufig Probleme mit Gallensteinen wie Männer. So auch eine meiner Patientinnen: 48 Jahre alt, von rundlicher Statur und Mutter von drei pubertierenden Kindern, die sie trotz ihrer humorvollen Art oft nervlich an ihre Grenzen brachten. Sie erzählte mir: »Manchmal habe ich das Gefühl, die Kinder haben eine Fernbedienung in der Hand und wissen genau, welche Knöpfe sie drücken müssen, damit ich an die Decke gehe. Und die benutzen sie in regelmäßigen Abständen, vor allem, wenn ihnen langweilig ist. Auf der einen Seite soll ich ständig da sein, auf der anderen Seite soll man sie bloß in Ruhe lassen ... Es ist wirklich schwierig zu wissen, wie man sich verhalten soll! Darüber ärgere ich mich regelmäßig.«

In ihrem Gesicht zeigten sich Schwellungen rechts und links unterhalb der Unterlippe, gelbliche Verfärbungen in den Mundwinkeln und gelbliche Ablagerungen in der Nähe der Augenlider. Die Patientin litt seit einiger Zeit unter einem Druck- und Völlegefühl im Oberbauch, außerdem wurde ihr nach fettigen Speisen regelmäßig übel. Vor ein paar Tagen konnte sie nachts nicht schlafen, weil sie einen stechenden Schmerz in der Brustgegend hatte. Sie fürchtete schon, ihr letztes Stündlein hätte geschlagen. Der ärztliche Befund aber war negativ. Seither hatte sie Angst, dass die Beschwerden wiederkommen. »Es fühlte sich an wie ein Herzinfarkt«, schilderte sie mir.

Aufgrund der Zeichen im Gesicht fragte ich sie, was sie vor jener Nacht tagsüber und abends gegessen habe. Sie erzählte mir, dass ihr tagsüber vor lauter Ärger der Appetit vergangen sei. Abends war der Hunger groß und sie habe sich mit ihrem Mann ein Käsefondue genehmigt. Fett auf nüchternen Magen: Gallensteine können so zu Gallenkoliken führen, die genau die beschriebenen Symptome verursachen.

Der Patientin geht es wieder besser, bekommt nun prophylaktisch in meiner Praxis Shiatsu-Behandlungen gegen die muskuläre Anspannung und eine Ernährungsberatung.

Die Gallenblase

Die birnenförmige Gallenblase liegt an der Unterseite der Leber. Sie dient als Speicherorgan für die Gallenflüssigkeit und fasst maximal 30 bis 80 Milliliter. Die Galle ist eine gelb-bräunliche oder olivgrüne Flüssigkeit, die bei der Fettverdauung hilft, indem sie im Zwölffingerdarm Fette aus der Nahrung spaltet und aufnimmt. Durch den Entzug von Wasser wird die Galle eingedickt, wodurch mehr gespeichert werden kann. Die Galle, die in der Leber gebildet wird, gelangt über die Gallengänge zum Zwölffingerdarm. Wird die Einmündungsstelle durch den Verschlussmuskel geschlossen, kann die Galle nicht in den Darm abfließen. Sie wird in die Gallenblase umgeleitet und hier gespeichert. Eine Entleerung der Gallenblase erfolgt durch eine Kontraktion der Wandmuskulatur, die durch Hormone und Nervenbahnen stimuliert wird.

Gesichtsmerkmale

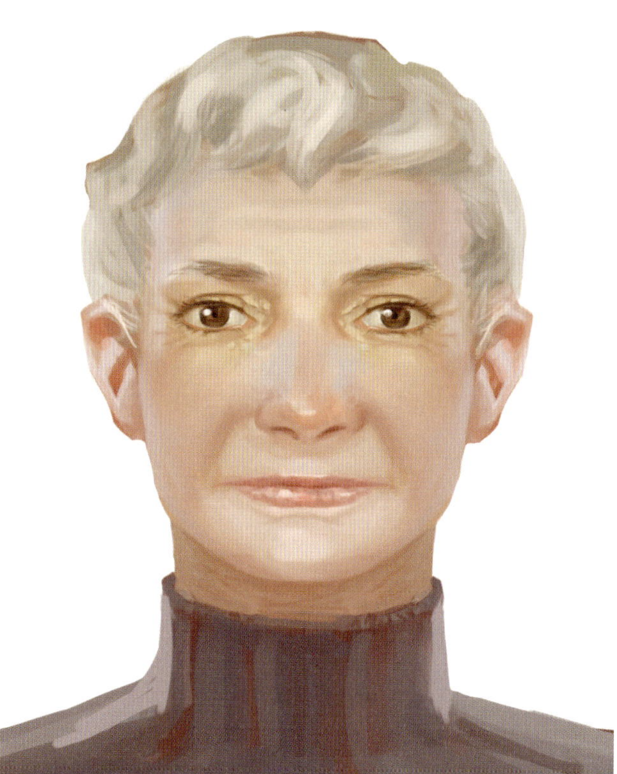

Achte auf Schwellungen unterhalb der Unterlippe rechts und links:

- Eine gelbliche Verfärbung des Augenweiß (Sklera) sowie ein gelblicher Augenhof zeigen eine Gallenerkrankung an.
- Gelbliche Verfärbungen in den Mundwinkeln sind ein klarer Hinweis auf eine Gallenstörung und zusätzlich eine damit verbundene Fettverdauungsstörung.
- Schwellungen rechts und links unterhalb der Unterlippe deuten auf Gallenstörungen hin.
- Xanthelasmen sind gelbliche oder weiße Ablagerungen in der Nähe der Augenlider. Diese bestehen aus nicht abgebauten Fetten (Cholesterin, Lipide). Sie verraten oft ein Leber- oder Gallenleiden (besonders bei Fettleber). Die Galle ist maßgeblich an der Fettverdauung beteiligt.

Symptome für Gallenblasenbeschwerden

Aufgrund des Verlaufs des Gallenblasenmeridians kann es zu starken Verspannungen der Schultermuskulatur kommen. Diese machen sich besonders auf der rechten Seite bemerkbar.

Eine akute Gallenkolik äußert sich durch heftige, plötzlich auftretende, krampfartige Oberbauchschmerzen auf der rechten Seite, die wehenartig zu- und abnehmen. Sie strahlen in die rechte Schulter und in den Rücken aus. Oft kommen stechende Schmerzen hinter dem Brustbein dazu, die an einen Herzinfarkt erinnern.

Auch Übelkeit und Erbrechen sind nicht selten. Staut sich der Gallensaft aus der Gallenblase bis zur Leber, kommt es zur Gelbsucht (Ikterus). Der Urin verfärbt sich dunkel, wohingegen der Stuhl aufgrund fehlenden Bilirubins eine helle Färbung annimmt. Die Einlagerung von Gallensaft in die Haut kann zu Juckreiz führen.

Gallenprobleme verursachen häufig ein Druckgefühl im rechten Oberbauch, das mit Blähungen nach dem Genuss von fetten oder angebratenen Speisen einhergeht. Der Konsum von Kaffee und kalten Getränken kann zu Flatulenzen führen. Menschen mit Gallenschwierigkeiten entwickeln oft eine Abneigung gegen fettige Speisen.

Erkrankungen der Gallenblase

Die häufigste Erkrankung der Gallenblase ist das **Gallensteinleiden** (Cholelithiasis). Es entsteht durch eine Störung im Cholesterinstoffwechsel und tritt bei etwa 15 Prozent der Erwachsenen auf. Gallensteine können zum Grund für eine Gallenkolik werden: Verschließt ein Gallenstein den Hauptgallengang, so kann die Gallenflüssigkeit nicht mehr in den Dünndarm abfließen und staut sich.

Auch eine **Gallenblasenentzündung** (Cholezystitis) wird meist durch Gallensteine ausgelöst. Häufig kommt es dabei zu einer mechanischen Reizung der Gallenblasenwand und infolgedessen zu einer bakteriellen Infektion. Verschließt ein Gallenstein den Ausgang der Gallenblase für mehrere Stunden, kann sich aufgrund dessen das Organ ebenfalls akut entzünden.

Das **Gallenblasenkarzinom** gehört zu den seltenen, aber bösartigen Tumoren der Gallengänge und wird häufig erst spät bemerkt. Erst wenn der Tumor größer wird, bekommen Patienten Symptome wie zum Beispiel eine Gelbsucht.

Einfluss auf die Psyche

Die Galle ist ein Organ, das umgangssprachlich eng mit negativen Emotionen und Charaktereigenschaften wie Bitterkeit, Wut und Aggression verbunden ist. Aussprüche wie »Mir läuft die Galle über« oder »Mir kommt die Galle hoch« bringen wir in Zusammenhang mit Menschen, die ihren Ärger zu lang herunterschlucken. Die Steigerung davon steckt in geflügelten Worten wie »Gift und Galle spucken« oder »seine Feder in die Galle tauchen«: Dann macht jemand seinem Ärger Luft und verbreitet Bitterkeit, in mündlicher oder schriftlicher Form. Bei häufigen Wutausbrüchen oder ständiger Unterdrückung der eigenen Gefühle reagiert die Gallenblase mit Krankheit. Oft haben Menschen mit Gallenproblemen Scheu, Interessenkonflikte konstruktiv zu lösen.

Daraus ergeben sich folgende Fragen:

- Warum läuft mir die Galle über?
- Warum ärgere ich mich innerlich gelb und grün?
- Wie kann ich meine Aggression in Worte kleiden?

Wer eine gute Gallenblasen-Energie besitzt und diese gewinnend lebt, zeigt dies auf emotionaler Ebene durch:

- Geduld
- Humor
- Sanftheit, Entspannung, Ruhe
- Gutes Planungs- und Organisationsvermögen
- Flexibles Denken

Wird die Gallenblasen-Energie verlierend gelebt, zeigt sich dies auf emotionaler Ebene durch:

- Streitlust und leichte Reizbarkeit
- Ungeduld
- Wut und Jähzorn
- Beleidigungen
- Häufiges Sich-Beschweren
- Unorganisiert-Sein
- Frustration
- Rigide Denkmuster

Für die **Meridiandehnung** folge der Beschreibung im Kapitel »Die Leber« (siehe Seite 120 f.). Leber und Gallenblase bilden ein Meridianpaar.

Rezepturen

Die Galle ist maßgeblich an der Fettverdauung beteiligt: Gallenflüssigkeit spaltet die Fette aus der Nahrung auf. Um sie nicht zu überfordern, ist es sinnvoll, gut portionierte und nicht zu große Mahlzeiten zu sich zu nehmen. Auch den Einfluss von regelmäßiger Bewegung und sportlicher Aktivität ist nicht zu unterschätzen, wenn es um die Gesunderhaltung der Gallenblase geht. Übergewichtige Menschen sollten an einer langsamen Gewichtsreduzierung arbeiten. Wie die Leber können wir auch die Gallenblase mit Nahrungsmitteln, Tees und Entspannungstechniken unterstützen. Bitterstoffe haben auch auf die Gallenblase einen positiven Einfluss und die Fettreduzierung bei der Nahrungsaufnahme ist ein entscheidender Faktor. Regelmäßiges Entspannen in Kombination mit Bewegung und die Reduktion von negativem Stress wirken sich darüber hinaus positiv auf die Gallenblase aus.

Heilpflanzen zur Zubereitung von Tee

Je nach Sorte hat Tee eine beruhigende oder anregende Wirkung.

Löwenzahn zur Förderung der Gallensekretion.
Gänseblümchen als schützendes und stärkendes Leber- und Gallemittel.
Kümmel unterstützt die Gallenfunktion. Bis zu drei Tassen täglich darf man davon trinken.
Pfefferminzblätter wirken krampflösend und gallenflussfördernd.
Fenchel hat eine krampflösende Wirkung.

Anis wirkt krampflösend bei Blähungen und Völlegefühl.

Gallen-Leber-Teemischung zum Selbermachen:
30 g Gelbwurz
30 g Kümmel
20 g Pfefferminzblätter
20 g Fenchel

Für ein Glas Tee 2 TL der Mischung mit kochendem Wasser übergießen und 10 Minuten ziehen lassen. Täglich bis zu drei Tassen davon trinken.

Hausmittel aus der Küche

Artischocke, Kurkuma und Mariendistel fördern die Gallenproduktion und begünstigen das Aufspalten von Fetten.

Rosmarin hat eine entgiftende Wirkung.

Frischer Rettichsaft regt die Gallentätigkeit an und fördert das Abklingen von Gallenwegsentzündungen.

Löwenzahnsaft in Kombination mit **Sellerie- und Brennnesselsaft** regt durch die enthaltenen Bitterstoffe, Vitamine und Mineralstoffe die Entgiftung an und eignet sich somit zur Vitalisierung von Leber und Gallenblase.

Apfelessig zur Verbesserung der Gallengesundheit, hierfür täglich 2–3 TL biologischen Apfelessig in Wasser oder Apfelsaft gemischt über den Tag verteilt trinken.

10 Tropfen **Bitterstoffe** (aus der Apotheke oder der Drogerie) zusammen mit 1 EL naturtrübem Apfelessig und Wasser (Schnapsglas) 15 Minuten vor Hauptmahlzeit einnehmen. Bitterstoffe fördern die Entgiftung, den Fettstoffwechsel und die Mineralstoffaufnahme und stärken den Magen.

Ätherische Öle

Arnikawurzel: bei Übelkeit 3-mal täglich 5 Tropfen in heißem Wasser oder Tee auflösen.

Myrrhenöl hilft bei Übelkeit, aber auch Verdauungsbeschwerden. 3-mal täglich bis zu 3 Tropfen mit 1 TL Honig in einem Glas mit lauwarmem Wasser oder Kräutertee mischen.

Pfefferminze steigert den Gallenfluss, wirkt krampflösend und hilft bei Übelkeit und Erbrechen. 3-mal täglich bis zu 3 Tropfen mit 1 TL Honig in einem Glas mit lauwarmem Wasser oder Kräutertee mischen.

Schüßler-Salze und Homöopathie

Bei Gallenkolik nach fetthaltigen Speisen:

- Schüßler-Salz Nr. 7 als »Heiße 7« (Magnesium phosphoricum D6); lindert Schmerzen und Krämpfe; Zubereitung siehe Seite 115
- Schüßler-Salz Nr. 3 (Ferrum phosphoricum D6)

Bei Gallenkolik mit Druckgefühl im rechten Oberbauch:

- Schüßler-Salz Nr. 10 (Natrium sulfuricum D6)
- Schüßler-Salz Nr. 9 (Natrium phosphoricum D6)

Bei Gallenblasenentzündung:

- Schüßler-Salz Nr. 6 (Kalium sulfuricum D6)
- Schüßler-Salz Nr. 9 (Natrium phosphoricum D6)
- Schüßler-Salz Nr. 10 (Natrium sulfuricum D6)

Nimm Tabletten (1–3 Tabletten 3-mal täglich) oder Globuli (3-mal täglich 5 Globuli) einzeln ein und lass sie langsam im Mund zergehen. Die Mineralstoffe werden über die Mundschleimhaut aufgenommen.

Homöopathische Mittel in Form von Globuli

- Leptandra D6 bei Gallenblasenentfernung und Fettunverträglichkeit (3-mal täglich 5 Globuli)
- Lycopodium D12 bei wiederkehrenden Entzündungen der Gallenblase und Gallensteinen (2-mal täglich 5 Globuli)

- Mandragora D6 bei Krämpfen aufgrund von emotionalem Ärger und Aufregung mit Druckempfindlichkeit des Oberbauchs (3-mal täglich 5 Globuli)

Eine Geschichte zur Schilddrüse: Persönlichkeit, Lebensaufgaben und Talentlinien

Einer meiner jüngeren Patienten ist Anfang 30, sportlich und immer auf Zack, ein quirliger, lebensfroher Mensch. Tim kommt zu mir in die Praxis, weil er seine Persönlichkeit, Lebensaufgabe und Talentlinien gelesen haben möchte – dies biete ich neben dem »Gesundlesen« ebenfalls in meiner Praxis an. Diese Technik basiert auf der chinesischen Siang-Mien-Tradition (siehe Seite 19). Manchmal verbinde ich die Methoden miteinander, was mir bei der Analyse hilft.

Tim hat eine diagnostizierte Schilddrüsenüberfunktion, im Gesicht ist diese Störung deutlich erkennbar: Seine Augen stehen etwas hervor und unter den Nasenlöchern zeigt sich eine leichte Röte. Seine geröteten Wangen zeigen einen Magnesiummangel an. Die Gesichtsform des jungen Mannes ist dem Feuerelement zugeordnet. Sein Kinn ist schmal und spitz zulaufend, nach oben wird sein Kopf breiter. Er hat Sommersprossen, einen kleinen Mund und kleine Pupillen. Seine Augen stehen waagerecht. Aus diesen Komponenten lese ich, dass Tim den direkten Weg und schnelle Entscheidungen liebt. Er ist den Menschen zugewandt, möchte geliebt werden und Anerkennung bekommen, wofür auch seine schräg sitzenden Ohren stehen. Sein dem Element Feuer entsprechendes Gesicht, sein gewelltes Haar und seine markante Unterlippe in Kombination mit den Sommersprossen verraten mir, dass er temperamentvoll ist und sich gern präsentiert. Problematisch wird es für ihn in Bezug auf Vertrauen und Kontrolle.

Die Kombination aus Schilddrüsenüberfunktion und Feuerenergie stellt eine zusätzliche Herausforderung dar. Denn der Organismus des Patienten wird von der Schilddrüse übermäßig angetrieben, während sein ganzes Wesen gleichzeitig auf Schnelligkeit und Action ausgerichtet ist. Menschen mit Schilddrüsenproblemen haben auch immer ein Thema mit der Zeit, laufen ihr hinterher oder stehen unter Druck.

Durch die Eigenschaften seiner Persönlichkeit und die Schilddrüsenüberfunktion muss er sich besonders vor dem Burn-out-Syndrom hüten, denn selbst ihm steht nicht unendlich viel Energie zur Verfügung. Für Tim ergeben sich daraus unter anderem die Lernsätze: Lerne zu vertrauen und nicht alles zu kontrollieren. Mach dich nicht abhängig von der Meinung anderer. Achte auf deine Energie! Teile deine Zeit ein, mache Pausen und tanze nicht auf jeder Hochzeit. Geh raus in die Natur und lade deine Akkus auf. Zerbrich dir nicht den Kopf, vertraue auf dein Bauchgefühl.

Diese Lernsätze mögen für manche banal klingen. Ihn jedoch stellen sie vor eine echte Herausforderung, denn schließlich betreffen sie alle seine persönlichen Themen. Wenn wir unsere Lernsätze im Leben berücksichtigen und unsere Talentlinien kennen, bringt uns dies in die Balance und wir erfahren, wofür wir da sind. Richten wir uns nach ihnen, führen sie uns zu unserer Lebensaufgabe. Seine Talentlinien sind die der Kommunikation, der Zahlen, der Bühne, der Menschen, der Reisen, des Verstandes, der Natur, der Intuition und die Talentlinie des Ratgebers.

Wenn man nun die Talentlinien und die Persönlichkeit von Tim zusammenhängend betrachtet, zeigt sich sein Archetyp. Diese mythische Figur fasst unsere Lebensaufgabe in einem Wort zusammen – in Tims Fall ist es der sogenannte Botschafter. Mit der Schilddrüsenüberfunktion und dem Archetyp des Botschafters muss er besonders darauf achten, sich terminlich nicht zu verzetteln, und lernen, Maß zu halten. Seine Talentlinien werden ihm zugutekommen, wenn er seine Botschaft buchstäblich findet und sie dann auch vermitteln kann.

Die Schilddrüse

Die Schilddrüse ist ein schmetterlingsförmiges Organ, das sich unterhalb des Kehlkopfes befindet und an die Luftröhre schmiegt. Die Schilddrüse ist für die Hormonregulierung im Körper verantwortlich. Man nennt sie auch »die Peitsche des Organismus«. Die Steuerung von Stoffwechselvorgängen und Wachstum, das reibungslose Zusammenspiel zwischen Nervensystemen, Kreislauforganen, Drüsen und Muskulatur, die Regulierung der Körpertemperatur und die Herzfrequenz – alles ist Aufgabe der Schilddrüse. Sie hält das System im Gleichgewicht.

Dafür sind Schilddrüsenhormone verantwortlich. Stehen zu viele oder zu wenige davon zur Verfügung, können vielfältige Symptome mit verschiedenen Krankheitsbildern entstehen.

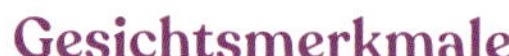

Gesichtsmerkmale

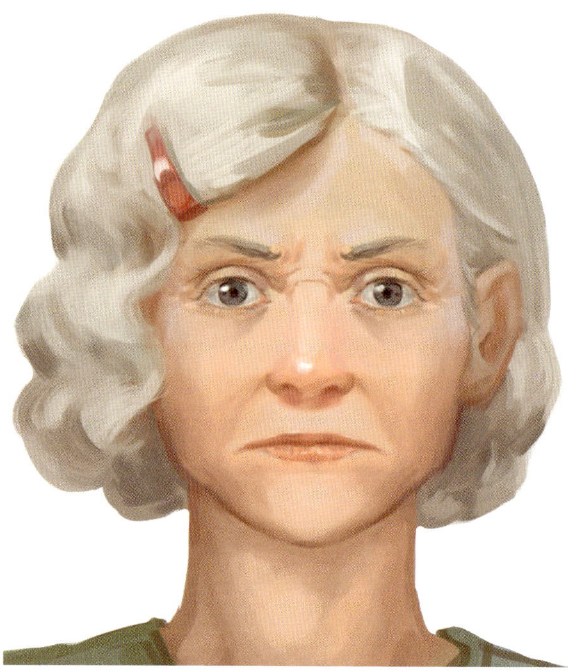

- Rötung direkt unter den Nasenlöchern
- Querfalte auf der Nasenwurzel
- Lateraler (seitlicher) Augenbrauenausfall
- Hervorstehen der Augen aus der Augenhöhle (Exophthalmus)
- Verdickung in der Halsregion des Kehlkopfes (Kropf)

Bitte nicht vergessen: Ein Zeichen allein reicht nicht aus, um eine Schilddrüsenerkrankung zu erkennen.

Symptome für Schilddrüsenbeschwerden

Bei einer Schilddrüsenüberfunktion ist die Schilddrüse hochgradig aktiv. Betroffene kommen nicht zur Ruhe und leiden häufig unter starkem

Schwitzen, Herzrasen und Zittrigkeit. Auch eine Tendenz zu häufigem Stuhlgang lässt sich beobachten. Viele leiden unter Ein- und Durchschlafstörungen und neigen zu Nervosität. Dies führt wiederum zu Konzentrationsstörungen und Hyperaktivität.

Bei der Schilddrüsenunterfunktion sind Patienten antriebslos und müde. Sie wirken schwerfällig, alles kostet sie zu viel Energie. Durch den geringeren Umsatz neigen Menschen mit Schilddrüsenunterfunktion zum Frieren und bekommen schnell kalte Füße. Sie wirken oft lustlos, haben ein erhöhtes Schlafbedürfnis und neigen zu depressiven Verstimmungen. Ihr Stoffwechsel ist heruntergefahren, was häufig zu Übergewicht, Verdauungsstörungen und Wassereinlagerungen führt. Betroffene leiden häufig unter Haarausfall, das Haar wirkt spröde und oftmals fallen die Augenbrauen aus.

Eine Mischform aus Schilddrüsenüber- und -unterfunktion ist die Hashimoto-Thyreoiditis. Bei dieser Erkrankung wechseln sich die Symptome oftmals mehrmals pro Tag, von sehr leistungsfähig (hyperaktiv) bis zu depressiv wirkend, antriebsarm, müde und schwerfällig.

Erkrankungen der Schilddrüse

Bei der **Schilddrüsenüberfunktion** (Hyperthyreose) produziert das Organ zu viel an Schilddrüsenhormonen, welches zu großem Stress im Organismus führt.

Bei der **Schilddrüsenunterfunktion** (Hypothyreose) produziert das Organ zu wenig Schilddrüsenhormone. Auch das führt zu Stress, weil dadurch der notwendige Impulsgeber ausfällt.

Als **Schilddrüsenkrebs** bezeichnen Ärzte bösartige Tumoren des Drüsengewebes. Diese Krebsform kommt eher selten vor.

Einfluss auf die Psyche

Menschen mit Schilddrüsenproblemen stehen unter seelischem Druck, fühlen sich gehetzt und getrieben.

Wer eine gute Schilddrüsen-Energie besitzt und diese gewinnend lebt, zeigt dies auf emotionaler Ebene durch:

- Hunger auf das Leben
- Ehrgeiz
- Zielstrebigkeit
- Offensive
- Optimismus

Wird die Schilddrüsen-Energie verlierend gelebt, zeigt sich dies auf emotionaler Ebene durch:

- Angst
- Defensive
- Unsicherheit
- Frustration
- Keine-Stellung-Beziehen
- Größenwahn
- Pessimismus

Rezepturen

Hier geht es um »Psychohygiene«: sich Zeit lassen beim Essen, gesunde und frische Nahrungsmittel zu sich nehmen, Ruhepausen einhalten, bewusstes Atmen. Kaffee fördert die Überfunktion der Schilddrüse, da der Organismus zusätzlich aufgepeitscht wird.

Entspannung und Anregung

Bei Überfunktion:

- Kalte Armgüsse
- Beruhigende Atemübungen
- Stressfaktoren abbauen
- Entspannungstechniken erlernen

Bei Unterfunktion:

- Aufenthalt am Meer
- Fastenkuren
- Wechselduschen
- Bürstenmassagen
- Rosmarinbäder

Heilpflanzen zur Zubereitung von Tee

Weißdorn wirkt positiv bei nachlassender Leistungsfähigkeit.

Hopfen hat eine beruhigende Wirkung, hilft bei Angstzuständen, Schlafstörungen und Appetitlosigkeit.

Passionsblume hat beruhigende, angstlösende und entspannende Eigenschaften und ist ein bewährtes Mittel bei Einschlafstörungen.

Bitterorange hilft gegen Schlafstörungen und Nervosität.

Ginkgoblätter wirken bei Konzentrationsstörungen und tragen zur Stressbewältigung bei.

Hausmittel aus der Küche

Bei Schilddrüsenfunktionsstörungen allgemein:

Selen- und **eisenreiche** Lebensmittel wie **Fisch, Fleisch, tierische Produkte** sowie **Getreide** und **Hülsenfrüchte, grünes Gemüse** oder **Beeren.**

Bei Schilddrüsenunterfunktion:

Eine **jodreiche** Ernährung mit **Seefisch, Meeresfrüchten** und jodhaltigem **Mineralwasser**.

Bei Schilddrüsenüberfunktion:

Jodarme Ernährung mit **Obst, magerem Fleisch** und **Reis.**

Ätherische Öle

Eichenmoos: 3 Tropfen in der Duftlampe lindern Einschlafstörungen.
Lemongras: 3 Tropfen mit 1 TL Honig in 150 Milliliter warmem Tee aufgelöst getrunken oder zum Inhalieren wirken positiv bei Müdigkeit.
Patschuliöl: 7 Tropfen ins Badewasser geträufelt und 20–30 Minuten

entspannt baden hilft bei Hormonschwankungen, Nervosität oder auch Erschöpfungszuständen.

Schüßler-Salze und Homöopathie

- Schüßler-Salz Nr. 15 (Kalium jodatum D12): bei Schilddrüsenüberfunktion (1–3 Tabletten 3-mal täglich)
- Schüßler-Salz Nr. 22 (Calcium carbonicum D6) mit Schüßler-Salz Nr. 8 (Natrium chloratum D6): bei Schlafstörungen durch Schilddrüsenbeschwerden (je 1–3 Tabletten 3-mal täglich)
- Schüßler-Salz Nr. 15 (Kalium jodatum D12) mit Schüßler-Salz Nr. 24 (Arsenum jodatum D12): bei Schlafstörungen mit gesteigerter Erregbarkeit, Zittern und Schweißneigung bei Schilddrüsenfunktionsstörung (je 1–3 Tabletten 3-mal täglich)
- Schüßler-Salz Nr. 15 (Kalium jodatum D12): bei Wechsel zwischen Über- und Unterfunktion (1–3 Tabletten 3-mal täglich)
- Schüßler-Salz Nr. 24 (Arsenum jodatum D12): bei Schilddrüsenunterfunktion (1–3 Tabletten 3-mal täglich)

Homöopathische Mittel in Form von Globuli

- Badiaga D6: bei Kropf mit Schilddrüsenunterfunktion (3-mal täglich 5 Globuli)
- Graphites D12: bei Schilddrüsenunterfunktion mit verlangsamter Stoffwechsellage (3-mal täglich 5 Globuli)
- Calcium jodatum D12: bei Kropf mit Schilddrüsenüberfunktion (2-mal täglich 5 Globuli)
- Calcium fluoratum D12: bei Schilddrüsenüberfunktion mit nervöser Unruhe (2-mal täglich 5 Globuli)
- Lapis albus D6: bei Kropfbildung (3-mal täglich 1 Globuli)

Eine Geschichte zum Stoffwechsel: Wechseljahre

Bei einer meiner Patientinnen sah ich Augenbrauen, die sich in Richtung Schläfe ausdünnten, eine Querfalte auf der Nasenwurzel, Schwellungen der Ober- und Unterlider und neben den Mundwinkeln sowie eine Verdickung der Backentaschen. Die sehr gepflegte Patientin litt seit einiger Zeit an stetiger Gewichtszunahme, obwohl sie fast nichts aß. Bei der 53-Jährigen lag die Diagnose Hashimoto (Schilddrüsenfunktionserkrankung) vor. Nun verursachten die Wechseljahre große Beschwerden, sie schlief nicht gut und litt unter starken Hitzewallungen und Gewichtszunahme.

Eigentlich war sie auf eine Schilddrüsenüberfunktion eingestellt. Die Zeichen, die ich in ihrem Gesicht sah, sprachen aber für eine Unterfunktion des Organs. Auch ihre Schwerfälligkeit und Antriebslosigkeit passten dazu. Schlafmangel und Hitzewallungen hatten Einfluss auf das Hormonsystem und setzten ihren Stoffwechsel zusätzlich herab. Ihr Fett- und Kohlenhydratstoffwechsel war träge, aus Angst vor Gewichtszunahme mied sie ohnehin beides: Dadurch erfuhr ihr Körper einen Mangel an diesen dringend benötigten Stoffen. Das Wenige, das er bekam, versuchte ihr Organismus festzuhalten, und legte Reserven in Form von Gewichtszunahme an.

Für die Patientin war es zum einen wichtig, ihre Schlafqualität wiederherzustellen, da sich Nieren nur im Schlaf regenerieren können. Auch ein guter Umgang mit den Hitzewallungen war entscheidend, damit das Hormonsystem wieder stabilisiert wurde. Ich erstellte für sie einen Ernährungs- und Tagesplan, damit Stoffwechsel und Verdauung wieder ins Gleichgewicht kämen. Zur Einstellung der Schilddrüsenunterfunktion schickte ich sie zum Endokrinologen.

So sah der Plan der Patientin aus: Für eine hohe Schlafqualität ist es wichtig, vier Stunden vor dem Schlafengehen nicht mehr zu essen, da sonst die erhöhte Magen- und Darmaktivität für Unruhe sorgt. Ich empfahl ihr regelmäßige Spaziergänge an der frischen Luft, ein gut gelüftetes Schlafzimmer und eine Meditation vor dem Zubettgehen. Die Nutzung digitaler Medien direkt vor dem Einschlafen sollte sie vermeiden.

Damit der Schlaf nicht durch lästige Hitzewallungen gestört wird, gibt es verschiedene Tees, die die Beschwerden der Wechseljahre lindern, zum Beispiel grünen Tee (in Maßen) sowie Tee aus Rotklee. In Bezug auf die Ernährung sollte sie vollwertig und gemüsereich essen und einfache Kohlenhydrate aus Weißmehl, Zucker und Fertigprodukte meiden.

Für einen gesunden Fettstoffwechsel empfehle ich, nur hochwertiges Fett zu verwenden und die Sorten nicht zu mischen: Olivenöl mit Sahne als

Salatdressing und Sonnenblumenöl zum Anbraten sind beispielsweise ungünstig. Frittiertes sollte gänzlich vom Speiseplan gestrichen werden. Die Mahlzeiten in schöner, entspannter Atmosphäre und angenehmer Gesellschaft zu sich zu nehmen, gut zu kauen und Maß zu halten trägt darüber hinaus maßgeblich zu Gesundheit und Wohlbefinden bei. Um die Stoffwechselträgheit in den Griff zu bekommen und diesen wieder anzuregen, riet ich zudem zu einer Basenkur zum Entgiften. Auch die regelmäßige Anwendung von Bürstenmassagen, Kneippkuren und Leberwickel zur Entgiftung sollten an dieser Stelle erwähnt werden.

Der Stoffwechsel

Der Stoffwechsel ist verantwortlich für die Regelung der Nährstoffzufuhr, die Nährstoffproduktion und den Abbau von Stoffwechselprodukten in den Zellen.

Zu den wichtigsten Stoffwechselmechanismen gehören:

- **Kohlenhydratstoffwechsel**
- **Fettstoffwechsel**
- **Eiweißstoffwechsel**
- **Mineralstoffwechsel**
- **Knochenstoffwechsel**

Hormone und Enzyme sind lebenswichtige Bausteine im Stoffwechselprozess, denn sie dienen als Botenstoffe. Von Stoffwechselerkrankungen oder -störungen spricht man, wenn es zu krankhaften Abweichungen bei diesen Vorgängen kommt. Erworbene Stoffwechselstörungen können durch die verminderte Ausscheidung bei Organunterfunktion entstehen und bedingen eine geschwächte Stoffwechselleistung. Auch eine ungesunde Lebensweise, ein unausgewogener Lebensstil und damit verbundenes Übergewicht können zu Stoffwechselstörungen führen. Stoffwechselerkrankungen sind häufig angeborene Autoimmunerkrankungen und damit genetisch bedingt. Die Immunabwehr richtet sich dabei gegen körpereigene Gewebestrukturen. Meist bleiben Autoimmunerkrankungen ein Leben lang bestehen und gehen mit einem Enzym- oder Hormonmangel einher.

Gesichtsmerkmale

Fehlt das Strahlen im Gesicht, kann das ein frühes Zeichen einer Stoffwechselstörung sein. Auch starke Faltenbildung, Schwellungen, Verfärbungen und weiße Flecken im Gesicht geben Hinweise darauf.

Eine **Kohlenhydratstoffwechselstörung** erkennen wir im Gesicht durch bräunliche Verfärbungen und Hautunreinheiten. Auch ersetzt häufig eine Grautönung die gesunde Gesichtsfarbe. Besteht die Störung länger, bilden sich kleine pralle Hügel am Unterkiefer, die sich im weiteren Verlauf zu richtigen Backentaschen entwickeln können.

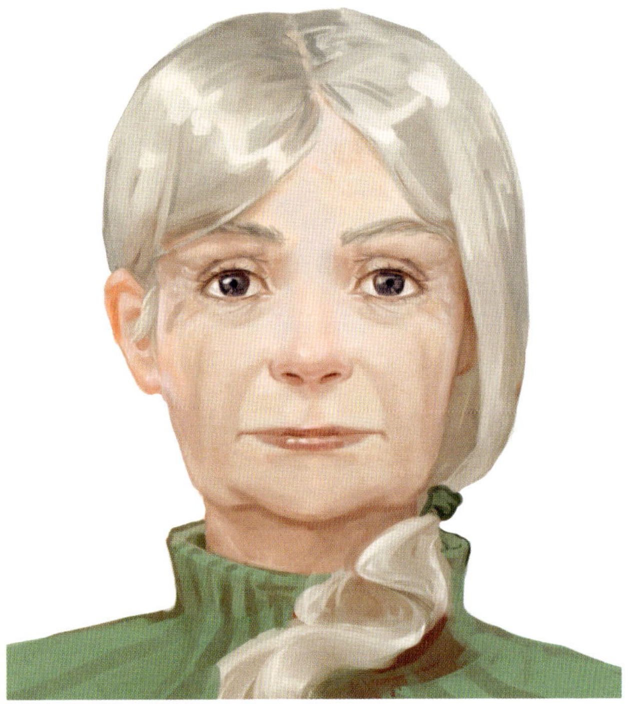

Fettstoffwechselstörungen (Abbildung nächste Seite) erkennen wir an Farbänderungen neben dem Mundwinkel, die meistens blass bis gelblich wirken. Auch die Kombination von Schwellung und Grobporigkeit der Haut weisen auf Fettstoffwechselstörungen hin. Gelbliche Ablagerungen im Bereich der Augenhöhlen (Xanthelasmen) sowie das Entstehen eines Doppelkinns, aber auch eine dominante Querfalte auf dem

Kinn kann auf einen solchen Defekt hindeuten. Da Leber und Galle maßgeblich am Fettstoffwechsel beteiligt sind, zeigen häufig auch diese Organe betreffende Zeichen, zum Beispiel eine Schwellung unterhalb der Unterlippe.

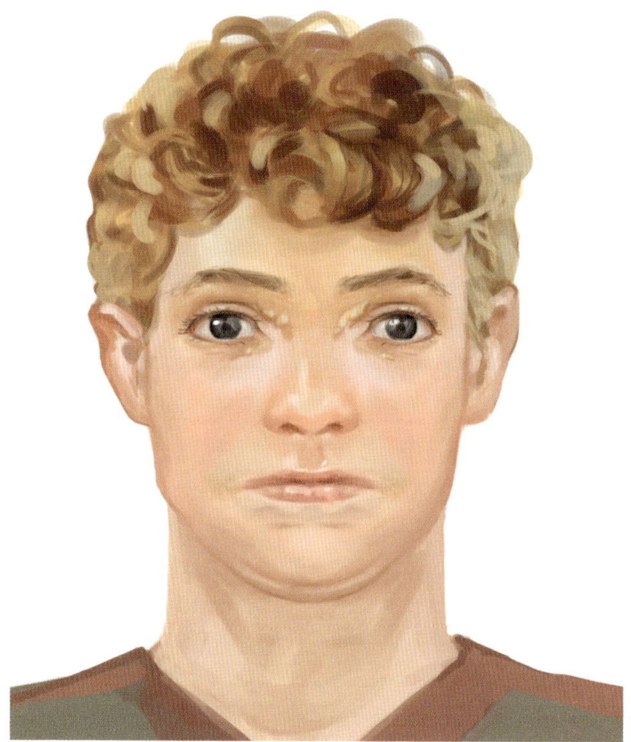

Beim **Eiweißstoffwechsel** (Abbildung nächste Seite oben) kommt es oft zu Verfärbungen im Bereich neben der Nase zu den Wangen hin, die von rosa bis grau reichen können. Häufig gehen diese mit Schwellungen und Grobporigkeit einher. Besteht die Störung schon länger, lässt die Hautspannung unterhalb des Jochbeins nach, was dort zu einzelnen Längsfalten führt. Weil Eiweißstoffwechselstörungen mit der Leber in Verbindung stehen, zeigen sich auch diesem Organ entsprechende Zeichen im Gesicht. Bei Männern führt der übermäßige Konsum von tierischem Eiweiß meist zum Verlust der Kopfhaare. Bei Frauen, die viel Sport treiben und sich fast ausschließlich von tierischem Eiweiß in Kombination mit wenig Gemüse ernähren, kommt es häufig ab dem 35. Lebensjahr zu einem ausgezehrt und männlich wirkenden, kantigen Gesicht.

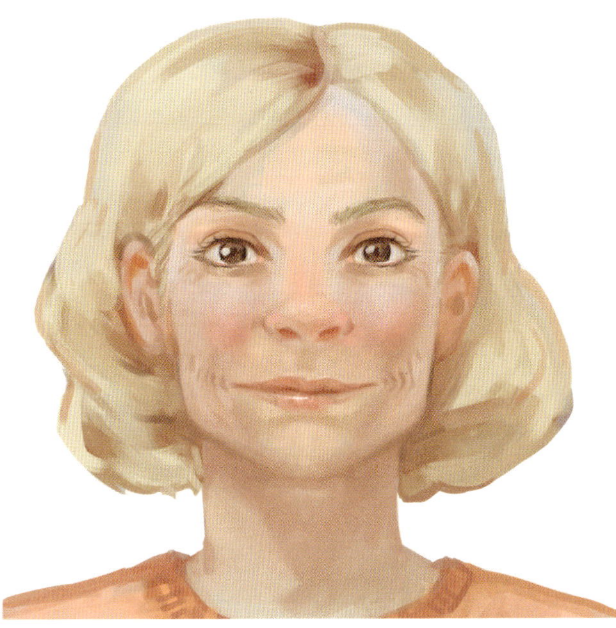

Mineralstoffwechselstörungen (Abbildung unten) erkennen wir durch wulstige Faltenbildung im Gesicht. Das Gewebe verliert an Spannung und wirkt schlaff und faltig. Meist fallen Verfärbungen, Glanz, Schatten und partielle Schwellungen auf und die Gesichtsfarbe wird zunehmend gräulich.

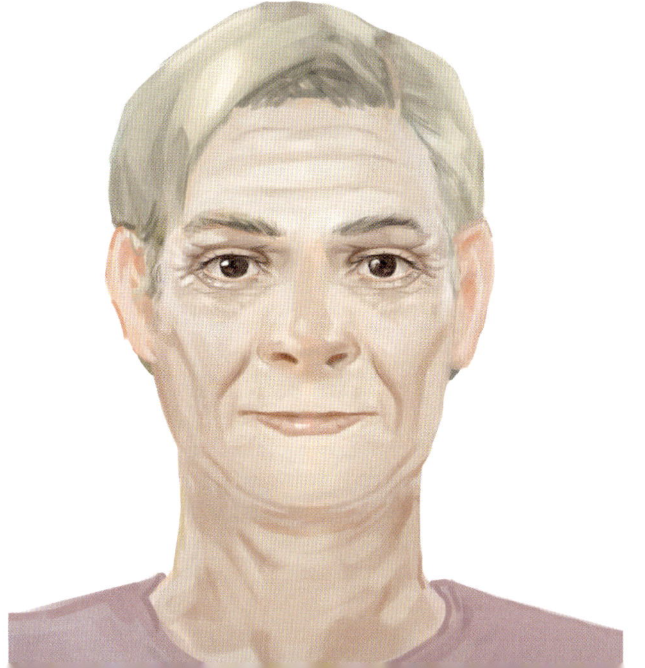

Knochenstoffwechselstörungen fallen leicht durch eine Blässe vor den Ohren auf. Das Gesicht wirkt wachsartig überzogen. Liegt die Störung im Knochenmark, sehen wir dies häufig durch rosafarbene bis violette Verfärbungen im Kinnbereich.

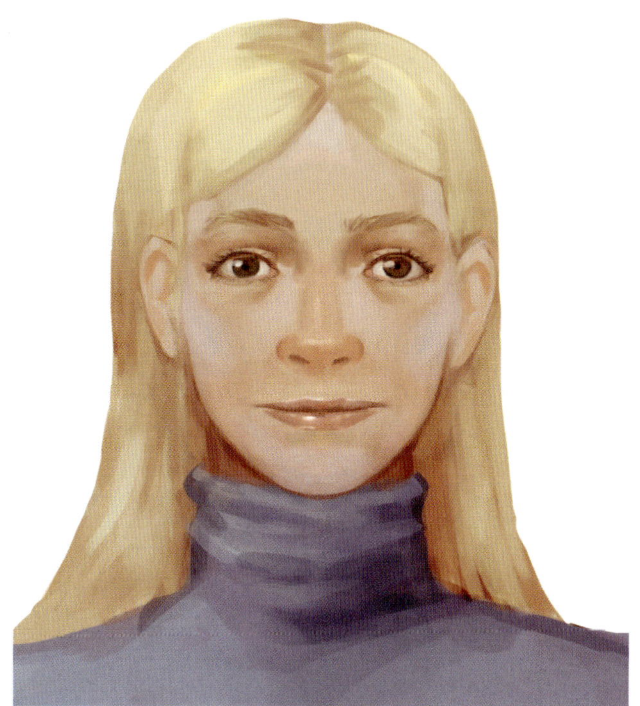

Symptome von Stoffwechselbeschwerden

Menschen, die an Stoffwechselbeschwerden leiden, fühlen sich oft abgeschlagen, müde und antriebslos. Außerdem haben sie große Schwierigkeiten, sich zu konzentrieren. Bei vielen treten deutliche Gewichtsveränderungen auf: Während die einen massiv an Gewicht zulegen, leiden andere unter starkem Gewichtsverlust. Stoffwechselerkrankungen lassen sich ebenso an der Gesundheit der Haare ablesen: Kommt es vermehrt zu Haarausfall und ist das Haar stumpf, spröde und glanzlos, ist etwas nicht in Ordnung. Anhand der Fingernägel lassen sich Beschwerden ebenfalls erkennen, zum Beispiel, wenn die Rillenbildung stark ausgeprägt ist oder die Nägel sehr brüchig sind. Über die Haut zeigen sich Stoffwechselerkrankungen gerne durch ein unreines Hautbild, das von

Akne und Ausschlag geprägt ist. Die Allergieneigung steigt an. Einige Menschen leiden unter Zahnfleischerkrankungen wie Zahnfleischbluten oder Parodontose. Stoffwechselbeschwerden machen anfällig für Entzündungsprozesse im Körper, die sich häufig durch Muskel- und Gelenkschmerzen bemerkbar machen.

Erkrankungen des Stoffwechsels

Je nach Stoffwechselstörung werden Zwischenprodukte im Körper angehäuft, gespeichert oder vermehrt ausgeschieden:

- Zum **Kohlenhydratstoffwechsel** zählen auch bestimmte Formen der Zuckerkrankheit.
- Gibt es Störungen im **Fettstoffwechsel**, zum Beispiel eine Erhöhung der Blutfette, spricht der Arzt von Hyperlipoproteinämie.
- Bei einer **Eiweißstoffwechselstörung**, auch Aminosäurestoffwechselstörung genannt, kann es zu einer Störung bei der Bildung des roten Blutfarbstoffes Hämoglobin kommen. Hämoglobin transportiert den Sauerstoff zu den Zellen und Kohlendioxid zur Ausatmung in die Lunge. Die unzureichende Bildung des Blutfarbstoffes kann darüber hinaus Eisenmangel verursachen, da das Eisen aus der Nahrung an den Sauerstoff im Hämoglobin gebunden wird.
- Ist der **Mineralstoffwechsel** gestört, kann es zu Störungen der mineralischen Grundsubstanz von Zähnen und Knochen kommen. Darüber hinaus können die Zellen aufgrund von Phosphat- und Kalziummangel nicht mehr ausreichend mit Energie und Sauerstoff versorgt werden.
- Für den **Knochenstoffwechsel** spielen Kalzium und Vitamin D eine zentrale Rolle. Knochenstoffwechselstörungen bei Erwachsenen führen zu einem übermäßigen Verlust der Knochenmasse, vor allem bei älteren Menschen, was medizinisch als Osteoporose bezeichnet wird. Bei Kindern und Jugendlichen führt eine Fehlfunktion des Knochenstoffwechsels zu einer Störung des Skelettaufbaus. Knochenmarkstörungen haben Einfluss auf die Blutbildung und treten häufig durch eine Belastung mit toxischen Stoffen wie Farben, Lacken oder bestimmten Pflegeprodukten auf.

Einfluss auf die Psyche

Stoffwechselstörungen zeigen sich in der Regel durch eine breite Palette an körperlichen Symptomen oder Krankheiten. Das gibt Anlass zu folgenden Fragestellungen: Was lässt mich träge werden?

- Was hindert mich daran, in Bewegung zu kommen oder zu bleiben?

Wer eine gute Stoffwechsel-Energie besitzt und diese gewinnend lebt, zeigt dies auf emotionaler Ebene durch:

- Organisationsfähigkeit
- Lebensfreude
- Vitalität
- Offensive
- Zielstrebigkeit

Wird die Stoffwechsel-Energie verlierend gelebt, zeigt sich dies auf emotionaler Ebene durch:

- Angst
- Stagnation
- Frustration
- Defensive
- Unsicherheit

Rezepturen

Für den Stoffwechsel ist Bewegung unerlässlich, am besten an der frischen Luft. Darüber hinaus unterstützt ein gesundes soziales Umfeld unseren Körper, bei Stoffwechselprozessen nicht in Stagnation zu geraten. Reduzieren wir emotionale und psychische Belastung und somit Stress, entlasten wir unseren Stoffwechsel.

Unsere Nahrungszufuhr sollte aus möglichst naturbelassenen Produkten, viel Gemüse, frischem Obst und ausreichend Ballaststoffen bestehen. Ganz wichtig ist es, ausreichend zu trinken (am besten frisches, stilles Wasser): Ohne genügend Flüssigkeit kann unser Organismus nicht arbeiten. Der Stoffwechsel lässt sich sowohl durch eine Nahrungsumstellung hin zu einer basischen, ballaststoffreichen Ernährung ankurbeln als auch durch Kneipp-Anwendungen wie Bäder, Güsse, Wickel, Waschungen und Wassertreten.

Heilpflanzen zur Zubereitung von Tee

Grüner Tee kurbelt den Fettstoffwechsel an.
Wermut unterstützt die Verdauung und nimmt das Hungergefühl.
Leber-Galle-Tee unterstützt den Fettstoffwechsel und die Entgiftung.
Basentee neutralisiert Säure.
Blasen-Nieren-Tee unterstützt bei der Ausscheidung über die Nieren.

Hausmittel aus der Küche

Flohsamenschalen eignen sich zur Darmreinigung und Entgiftung.

Basische Lebensmittel, um Säure zu neutralisieren, sind **Süßkartoffeln, Karotten, Spinat, Sellerie, dunkle Blattsalate** (zum Beispiel **Rucola**), **Bohnen, Blumenkohl, Wirsing, Gurken** und **Bananen**.

Nahrungsfette, sogenannte Fettsäuren, liefern uns Energie. Essenzielle Fettsäuren unterstützen viele Prozesse im Körper und senken maßgeblich das Risiko schwerwiegender Erkrankungen. Weil unser Organismus die Fettsäuren nicht selbst herstellen kann, müssen wir sie über die Nahrung aufnehmen.

Folgende Lebensmittel sind reich an essenziellen und Omega-3-Fettsäuren: **Fisch** (Schellfisch, Thunfisch, Makrele, Lachs, Forelle, Sardine); **Speiseöle** (Rapsöl, Hanföl, Leinöl, Walnussöl, Perillaöl, Chiaöl); **Gemüse** (Rosenkohl, Spinat, Bohnen, Avocado); **Nüsse und Samen** (Chiasamen, Leinsamen, Walnüsse, Mandeln).

Ätherische Öle

Manukaöl wirkt entzündungshemmend und antibakteriell, außerdem lindert es Schmerzen im Mundraum. 5 Tropfen in einem Glas warmem Wasser verrühren und 30 Sekunden spülen.

Lemongras fördert die Konzentration und hat eine blutreinigende und gefäßstärkende Wirkung, auch bei zu hohen Blutfettwerten. 3 Tropfen mit 1 TL Honig in 200 Milliliter heißem Wasser oder Tee (2–3-mal täglich) auflösen.

Lorbeeröl wirkt schmerzlindernd, entzündungshemmend, entspannend und antibakteriell und ist gut geeignet bei rheumatischen Erkrankungen. 1 Tropfen mit 1 TL Honig in 150 Milliliter heißem Wasser oder Tee auflösen und trinken.

Schüßler-Salze und Homöopathie

Kur bei Stoffwechselerkrankungen:

- Schüßler-Salz Nr. 9 (Natrium phosphoricum D6)
- Schüßler-Salz Nr. 11 (Silicea D12)
- Schüßler-Salz Nr. 16 (Lithium chloratum D6)
- Schüßler-Salz Nr. 17 (Manganum sulfuricum D6)

Je 3 Tabletten von allen vier Salzen über den Tag verteilt einnehmen. Alternativ alle Schüßler-Salze in 250 Milliliter heißem Wasser auflösen, die Mischung in eine Flasche füllen und schluckweise über den Tag verteilt trinken. Vor dem Trinken gut schütteln.

Homöopathische Mittel in Form von Globuli

- Sulfur D12: bei Stoffwechselstörung mit metabolischem Syndrom (1-mal täglich 5 Globuli)
- Hedera helix D6: bei Schilddrüsenstörung mit Stoffwechselstörung (3-mal täglich 5 Globuli)
- Antimonium D12: bei krankhafter Stoffwechsellage mit Neigung zum Übergewicht (2-mal täglich 5 Globuli)
- Natrium choleinicum D4: bei erhöhten Cholesterinwerten (3-mal täglich 1 Globuli)

Fotos zum Üben

Nachdem du dich durch die Theorie gelesen hast, möchte ich dich auf den folgenden Seiten dazu einladen, das Gelesene anhand von Fotos zu üben. Zunächst möchte ich dir ein paar Tipps geben, wie du am besten vorgehst.

1. Schau dir die Abbildung Antlitzdiagnose (Abbildung vordere Umschlagseite) nochmals genau an.
2. Nun schau dir das Übungsbild an.
   - Was fällt dir sofort auf?
   - Das Offensichtliche hat dabei meistens Priorität.
3. Gibt es Verfärbungen im Gesicht?
   - In welcher Diagnosezone befinden sie sich?
   - Wofür steht welche Farbe (siehe Seite 38)?
4. Wie ist der Spannungszustand der Haut?
   - Gibt es Schwellungen oder Einziehungen?
5. Erkennst du Stoffwechselträgheiten (siehe ab Seite 144)?
6. Am Ende schauen wir noch mal auf die Augen und den Mund. Auge und Mund sind entscheidend, ob eine Person bereits über den Berg ist. Wenn die Augen strahlen und funkeln, ist der Lebenswille vorhanden. Die Person befindet sich also bereits auf dem Weg der Besserung, auch wenn ihr Gesicht noch von der Krankheit gezeichnet ist. Genauso verhält es sich mit dem Mund: Wenn die Mundwinkel nach oben gehen und ein gewinnendes Lächeln auf den Lippen liegt, ist das ein sehr positives Zeichen.

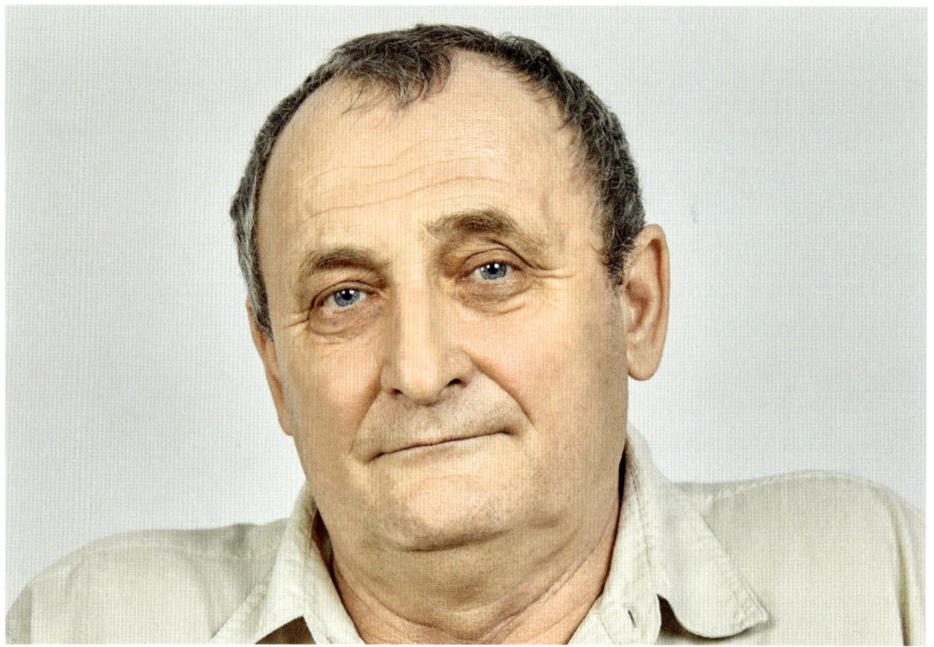

Auflösung:

Auffällige antlitzdiagnostische Zonen

- Fast keine Oberlippe: Dünndarm
- Fast keine Unterlippe: Dickdarm
- Braun-gelbe Verfärbungen um den Augenbereich: Probleme mit Leber sowie Galle, ein Übermaß an Stresshormonen
- Schwellungen unterhalb der Unterlippe: Gallenblase
- Schwellungen unter den Augen: Blase
- Schwellungen der Oberlider: Herz
- Verdickung am Hals und den Oberlidern: Schilddrüse
- Verdickungen rechts und links neben den Mundwinkeln, Schwellungen unterhalb der Unterlippe, Doppelkinnbildung, Querfalte auf dem Kinn sowie gelbliche Verfärbungen im Bereich der Augenhöhle: Fettstoffwechsel
- Verdickungen rechts und links neben dem Kinn: Kohlenhydratstoffwechsel

Fazit
Bei diesem Herrn fällt besonders auf, dass er keine Lippen besitzt. Dies weist auf eine Person hin, die Probleme sowohl mit dem Dünn- als auch mit dem Dickdarm hat. Eine weitere Auffälligkeit sind die Verfärbungen um seine Augen sowie die Schwellungen.

Diese werden der Leber und dem Fettstoffwechsel zugeordnet, was wiederum mit der Verdauung zusammenhängt.

In diesem Fall hat das Verdauungssystem für mich Priorität. Alle weiteren Krankheitszeichen, die man im Gesicht sehen kann, sind eine Folge davon. Durch Belastung der Verdauung und der Leber funktioniert der Fettstoffwechsel nicht richtig. Dies wiederum wirkt sich negativ auf das Herz sowie den Hormonhaushalt und die Schilddrüse aus. Hinzu kommt eine Blasenproblematik, wahrscheinlich ausgelöst durch eine Störung im Säure-Basen-Haushalt, die ihren Ursprung ebenfalls in einer gestörten Verdauung hat.

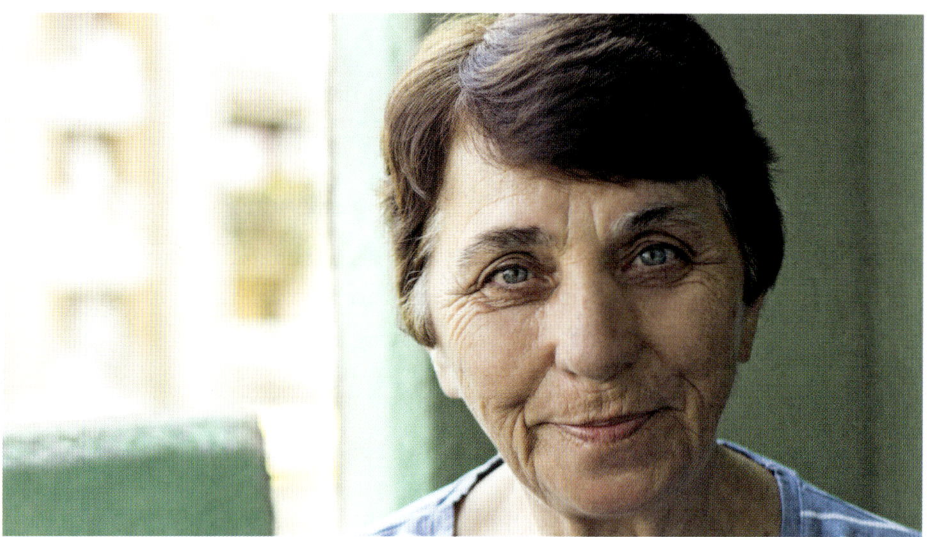

Auflösung:

Auffällige antlitzdiagnostische Zonen

- Denkerfalte rechts tiefer als links: Leber
- Verfärbungen unter den Augen: Leber, Stresshormone/Nervensystem
- Nachlassende Elastizität des Gewebes über den Augen: Herz
- Nasolabialfalte links unterbrochen: Magen
- Schwellung und Verhärtung unterer Lippenrand: Schwierigkeiten mit der Entgiftung
- Schwellung unter der Unterlippe: Gallenblase
- Schwellungen rechts und links neben den Mundwinkeln und Schwellungen unterhalb der Unterlippe: Fettstoffwechsel
- Falten auf beiden Seiten der Mundwinkel: Milz
- Lachfalten an Augen: Nieren- und Bindegewebsschwäche
- Oberlippe rechts kaum vorhanden: Abgrenzungsprobleme
- Links weiße Augenbrauen: Zeichen emotionaler Erschöpfung

Fazit

Diese Dame hat ihr gesundheitliches Päckchen zu tragen, tut dies aber frohen Mutes, was man am offenen Blick erkennen kann. Der Ursprung ihrer Problematik ist schwer zu differenzieren: Im Vordergrund stehen vermutlich Magen und Milz, an zweiter Stelle die Entgiftungsorgane Leber und Niere, drittens das Hormonsystem.

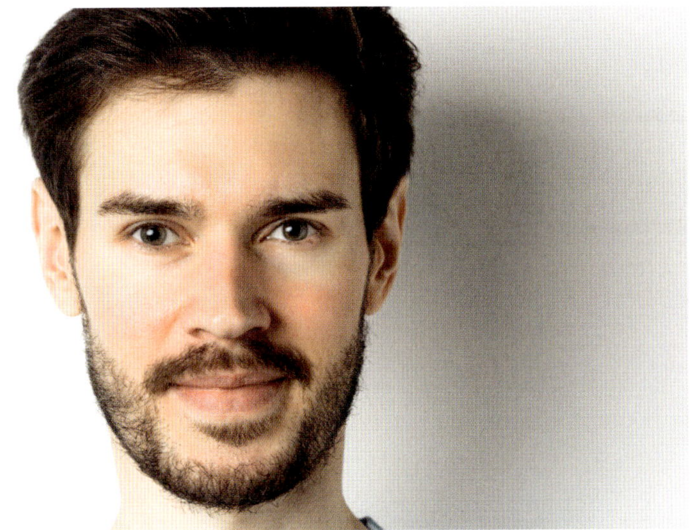

Auflösung:

Auffällige antlitzdiagnostische Zonen

- Starke weißliche Schwellung unter der Unterlippe: Insuffizienz der Entgiftungsorgane Galle und Leber
- Geschwollene Unterlippe (prall, ohne Faltenbildung): Aufgetriebener Dickdarm; eventuell durch Unverträglichkeit von Weizen und Milch
- Vertiefung in der Nasenspitze: Langmagen
- Rötungen der Wangen und des Nasenrückens: Magnesium- und Eisenmangel

Fazit

Dieser junge Mann sollte auf seine Ernährung achten: Sein Darm ist aufgedunsen und kann dadurch seine Arbeit nicht richtig erledigen. Ebenso arbeiten Leber sowie Galle nicht optimal.

Aufgrund einer anatomischen Veränderung des Magens, dem sogenannten Langmagen, bekommt er nach dem Essen bald wieder Hunger. Da er aber einige Lebensmittel nicht verträgt, führt dies zu Entzündungen im Körper, was deutlich an der Gesichtsröte erkennbar ist. Diese Entzündungen belasten seinen Organismus zunehmend. Hier ist auf jeden Fall eine Ernährungsberatung sinnvoll, da auch eine Eiweißstoffwechselstörung vorliegt.

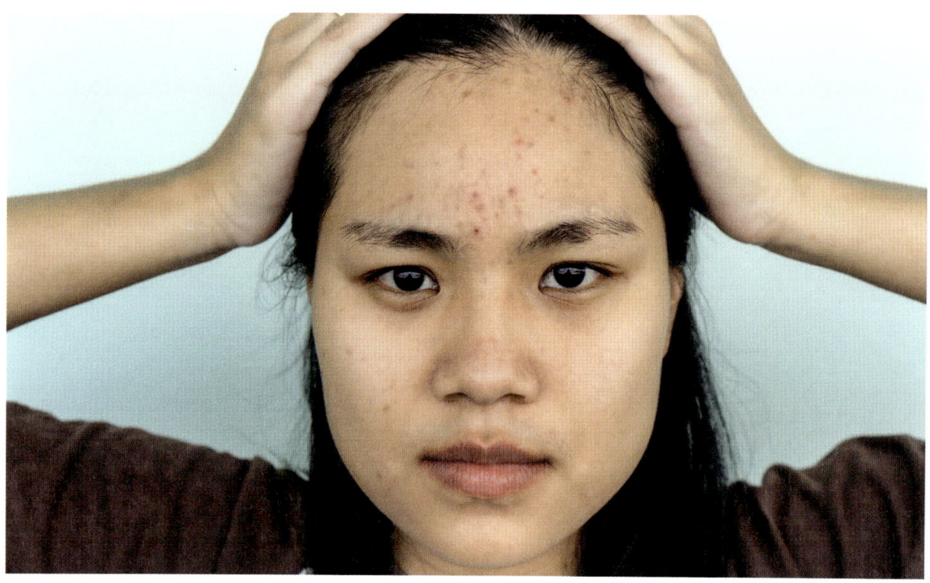

Auflösung:

Auffällige antlitzdiagnostische Zonen

- Pickel an der Stirn: Hormonelle Störungen sowie Störung der Darmfunktion
- Seitlicher Augenbrauenausfall: Energieverlust; eventuell Schilddrüsenunterfunktion
- Oberlidschwellung: Übersäuerung, Herz- und Schilddrüsenprobleme
- Verfärbung unter den Augen: Eisenmangel, Leber
- Gesichtsblässe und Behaarung zwischen Nase und Oberlippe: Hormonelle Disbalance
- Dunkle Oberlippenfärbung mit weißen Punkten: Fehlende Darmbakterien im Dünndarm
- Rötung auf Nasenknolle: Magenschleimhautentzündung
- Mundwinkeleinrisse: Eisenmangel und Immunschwäche
- Unterlippenschwellung: Störungen der Gallenblase
- Orange Verfärbungen Lippenrand: Viraler Infekt im Verdauungstrakt

Fazit

Auslöser der Beschwerden war wahrscheinlich ein viraler Infekt, der das Hormonsystem irritierte. Dadurch entstand vermutlich enormer Energieverlust sowie mangelnde Nährstoffaufnahme in Magen und Darm.

Gesunde Lebensführung

»Eure Nahrung soll euer Heilmittel sein. Eure Heilmittel sollen eure Nahrung sein.«

Hippokrates von Kos (ca. 460–370 v. Chr.)

Das Erkennen von Krankheiten oder zumindest der Disposition dazu ist eine Sache. Eine andere, nicht weniger wichtigere Sache ist, die Entstehung oder auch Verschlimmerung von Symptomen zu verhindern. Dabei hilft uns in erster Linie unsere Lebensführung, die wir eigenverantwortlich in die Hand nehmen sollten, wenn wir auf lange Sicht gesund und munter bleiben wollen. Zum Abschluss möchte ich dir hierzu noch ein paar Tipps an die Hand geben, wie du mit einfachen Maßnahmen die Stellschräubchen Richtung Gesundheit drehen kannst.

Ernährung

Einige wichtige Prinzipien sind bei der Ernährung zu berücksichtigen:

1. Das richtige Maß ist entscheidend.
2. Lass dir Zeit beim Essen und iss in angenehmer Atmosphäre. Stimmt die Atmosphäre nicht, verschiebe dein Essen auf einen anderen Zeitpunkt.
3. Kaue deine Nahrung gründlich.
4. Nimm drei Mahlzeiten am Tag zu dir – die letzte Mahlzeit spätestens drei Stunden vor dem Schlafengehen.
5. Wähle gesunde Nahrungsmittel aus (siehe folgende Empfehlungen).

Für eine gute Verdauung und Entgiftung des Körpers ist eine **ballaststoffreiche Ernährung** wichtig, denn sie bindet Schadstoffe. Das wirkt sich positiv auf den Darm aus. Hierzu zählen Vollkornprodukte wie Getreide, Hirse, Quinoa, Reis und Amaranth. **Vitamine und Mineralstoffe** sind wichtig für den Aufbau und Schutz unserer Zellen. Diese sind in Pflanzenfaserstoffen wie in Hülsenfrüchten und Nüssen enthalten, aber auch in Gemüse. Ein guter Vitaminlieferant ist unser Obst. **Zink und Eisen** wirken sich positiv auf Gefäße, Herz und die Cholesterinwerte aus. **Omega-3- und Omega-6-Fettsäuren** kann unser Körper nicht selbst herstellen. Sie wirken entzündungshemmend, senken den Blutdruck, hemmen die Gerinnungsfaktoren und wirken sich somit positiv auf die

Fließeigenschaften des Blutes aus. Aus der Nahrung erhalten wir sie am besten über kalt gepresste Öle und hochwertige Fette wie Olivenöl, Kokosöl und Leinöl. Omega-3-Fettsäuren finden sich in Algen, Fisch, Ei und Fleisch. Ein- bis zweimal wöchentlich sollten diese Produkte auf dem Speiseplan stehen.

Folgende Nahrungsmittel sollten nur in geringen Mengen genossen beziehungsweise gemieden werden: **Milchprodukte** belasten unsere Nieren durch den hohen Eiweißgehalt und lösen leicht Allergien aus. Kalzium und Eiweiß für den Muskelaufbau bekommen wir auch über grünes Gemüse, Beeren und Nüsse. **Kohlenhydrate** aus Weißmehl, Süßigkeiten, Gebäck, Softdrinks und Fruchtsäften liefern uns rasch Energie, da sie schnell verfügbare Kohlenhydrate wie Zucker zur Verfügung stellen. Doch dadurch entsteht ein Teufelskreis: Der Zuckerspiegel steigt sofort und sinkt ebenso schnell wieder ab. Es entsteht ein beständiges Verlangen nach immer mehr Kohlenhydraten, während keine langfristige Sättigung eintritt.

Getränke

Das beste Getränk für den Menschen ist stilles Wasser aus Glasflaschen. Erwachsene sollten je nach Körpergröße zwischen zwei und drei Litern am Tag trinken. Auch Kräutertees sind sehr bekömmlich. Kaffee stresst die Nieren, von daher sollten nicht mehr als zwei Tassen am Tag konsumiert werden. Fruchtsäfte und Smoothies zählen aufgrund ihrer Energiedichte zu Nahrung. Alkohol ist ein Genussmittel, das dem Körper schadet.

Schlaf

Schlaf bedeutet für unsere Entgiftungsorgane und die Nieren Regenerationszeit, deshalb sollte er gesund und erholsam sein. Ein geregelter Rhythmus ist die Grundvoraussetzung für ein glückliches, vitales Leben. Der Mensch benötigt durchschnittlich zwischen sieben und neun Stunden Schlaf. Die ideale Schlaftemperatur beträgt zwischen 16 und 18 Grad Celsius bei guter Lüftung des Zimmers. Die letzte Mahlzeit sollte drei Stunden zurückliegen.

Oft trägt es zur Entspannung bei, den Tag noch einmal in Gedanken Revue passieren zu lassen und sich zu erinnern, was gut oder nicht so gut gelaufen ist und welche Erlebnisse besonders schön waren. Um den Kopf freizubekommen, hilft es eventuell, sich eine To-do-Liste für den nächsten Tag zu schreiben. Ein Spaziergang an der frischen Luft, eine Tasse mit einem beruhigenden Tee vor dem Schlafengehen oder, an besonders stressigen Tagen, 20 Minuten vorm Ins-Bett-Schlüpfen ein Leberwickel (siehe Seite 121 f.) können die Schlafqualität erheblich verbessern.

Psychisches und emotionales Wohlbefinden

Unsere Grundbedürfnisse müssen gestillt sein, hierzu zählt nicht nur die Nahrung, sondern auch Nähe und Bindung, Anerkennung und Wertschätzung, Orientierung, Kontrolle und Schutz, aber auch lebensbejahende Lustgefühle. Weniger ist auch hier mehr: Reduziere deine Bildschirmzeit und schütze dich vor Dauerbeschallung. Vielleicht greifst du statt zur Fernbedienung zu einem Buch und machst es dir mit einer Tasse Tee auf dem Sofa gemütlich. Kehre der Routine den Rücken und mach etwas ganz neu und anders. Nimm dir Zeit für dich und gehe in der Natur spazieren. Achte dabei auf deine Atmung.

Auf der nächsten Seite gebe ich dir zum Abschluss noch ein leckeres Geschenk für dein Frühstück mit.

Rezept für Hirsebrei mit gedünsteten Äpfeln zum Frühstück

Hirse enthält vor allem Eisen, Silizium und Magnesium und eignet sich wunderbar für die erste warme Mahlzeit des Tages. Äpfel sind gute Vitamin-C-Lieferanten, Rosinen versorgen uns mit Vitaminen des B-Komplexes, die die Konzentration stärken und den Stoffwechsel unterstützen. In Kombination fördern diese Vitamine und Spurenstoffe die Eisenaufnahme in den Körper. Silizium stabilisiert Haut und Nägel, Magnesium sorgt für ein funktionierendes Zusammenspiel von Nerven und Muskeln, ist an der Regulierung des Blutdrucks beteiligt und wichtig für unsere Knochen und Zähne. Vitamin C ist essenziell für unsere Immunabwehr, Eisen brauchen wir für Stoffwechselprozesse und den Sauerstofftransport im Blut.

Zutaten

Hirse
etwas frischer Ingwer
Kardamom
1 Prise Salz
1 Spritzer Zitronensaft
1 Prise Kakao
Zimt
1 klein geschnittener Apfel
ein paar Rosinen

Zubereitung

Hirse vor dem Verarbeiten immer mit heißem Wasser in einem engmaschigen Sieb abspülen.

- Hirse in einem Topf mit der doppelten Menge Wasser, etwas frischem Ingwer, Kardamom, Salz, Zitronensaft, Kakao und Zimt aufkochen.
- Apfelstückchen und Rosinen zugeben und bei niedriger Hitze und geschlossenem Deckel circa 20 Minuten ausquellen lassen.

Guten Appetit und einen frischen Start in den Tag!

Schlusswort

Das Faszinierende an unserer Gesundheit ist: Sie liegt in unseren Händen. Wir können sie durch unseren Lebenswandel, unsere Ernährung, und unsere Gedanken beeinflussen.

Körperliche Symptome sind ein Frühwarnsystem – sie melden, dass etwas aus dem Gleichgewicht geraten ist. Der Körper spricht mit uns, wir brauchen ihm nur zuzuhören. Ein aufmerksamer Blick ist ein hervorragendes Diagnoseinstrument. Krankheiten müssen wir nicht hinnehmen, sondern sollten sie als Aufforderung verstehen, etwas zu ändern: Jetzt ist es Zeit, etwas zu unternehmen.

Ich hoffe sehr, dass ich mit diesem Buch etwas zu deiner Gesundheit beitragen kann.

Ich sehe dich ...

Svenja Schupp

Literatur

Bach, Hans-Dieter: *Erkenne die Zeichen deines Körpers.* BIO Ritter Verlag, Tutzing, 2002

Bach, Hans-Dieter: *Sprechende Gesichter: Erkenne das Antlitz und hilf dem Körper.* BIO Ritter Verlag, Tutzing, 2003

Bridges, Lillian Pearl: *Gesichtsdiagnose in der chinesischen Medizin.* Urban und Fischer Verlag, München, 2020

Dahlke, Ruediger: *Krankheit als Symbol.* C. Bertelsmann, München, 1996

Dahlke, Ruediger; Fasel, Rita: *Die Spuren der Seele. Was Auge, Hand und Fuß über uns verraten.* Gräfe und Unzer Verlag, München, 2016

Fasel, Rita; Dahlke, Ruediger *Augendiagnose. Was die Augen über uns verraten.* Set mit Buch und Karten, Königsfurt-Urania Verlag, Kiel, 2016

Ferronato, Natale: *Praxis Pathophysiognomik: Lehrbuch und Bildatlas der Krankheitszeichen im Gesicht.* Karl F. Haug Verlag, Stuttgart, 2014

Gärtner, Heiko; Krüger, Tobias: *Krankheiten auf einen Blick erkennen.* mvg verlag, München, 2013

Heepen, Günther H.: *Maxi-Quickfinder Schüßler-Salze.* GU, München, 2015

Hildebrand, Hartmut; Kühn, Stephanie: *Lehrbuch für Heilpraktiker. Innere Medizin.* Kreativität & Wissen Verlag und Buchhandel GmbH, Sersheim, 2021

Lange-Ernst, Maria-Elisabeth; Ernst, Sebastian: *Lexikon der Heilpflanzen.* Honos Verlag, Köln, 2000 (antiquarisch)

Münch, Michael: *Pathophysiognomik. Von der Gesichtsdiagnose zur Therapie.* ML Verlag, Kulmbach, 2018

Rappenecker, Wilfried: *Fünf Elemente und zwölf Meridiane.* Felicitas Hübner Verlag, Apensen, 2007

Rath-Israel, Birgit; Baggeler, Michael: *Lexikon der Naturheilkunde.* Neuer Honos Verlag, Köln, 1997 (antiquarisch)

Schupp, Svenja: *Gesichtsdiagnostik für TCM und Naturheilkunde.* Urban & Fischer, München 2021

Standop, Eric: *Face Food.* Dickemann-Weber Verlag, Erlenbach, 2019

Standop, Eric: *Ich lese dich.* GU, München, 2020

Standop, Eric: *Krankheiten sehen und verstehen.* Schirner Verlag, Darmstadt, 2016

Standop, Eric: *Gesichtlesen. Mineralstoffmangel und Stoffwechselschwäche erkennen und ausgleichen.* Schirner Verlag, Darmstadt, 2020

Temelie, Barbara; Trebuth, Beatrice: *Das Fünf Elemente Kochbuch,* Joy Verlag, Oy-Mittelberg, 2009

Thiele, Elisabeth: *Nachschlagewerk der ätherischen Öle. Die clevere Hausapotheke für jeden Tag.* BX Verlag, Magdeburg, 2021

Tittelmaier, Antje: *ChiYou. Bring deine Energie in Fluss.* Triskel Verlag, Wendeburg, 2019

Uhlemayr, Ursula *Wickel & Co. Bärenstarke Hausmittel für Kinder.* Urs-Verlag, Oy-Mittelberg, 2019

Ursinus, Lothar: *Die Organuhr – leicht erklärt. Unseren Energiekreislauf verstehen und Erkrankungen erkennen.* Schirner Verlag, Darmstadt, 2016

Wiesenauer, Markus: *Maxi-Quickfinder Homöopathie.* GU, München, 2015